肖相如师徒传承录第一辑

张扣启医案合集

肖相如　主审

张扣启　著

全国百佳图书出版单位

中国中医药出版社

·北京·

图书在版编目（CIP）数据

张扣启医案合集 / 张扣启著 . —北京：中国中医药出版社，2023.12
（肖相如师徒传承录 . 第一辑）
ISBN 978-7-5132-8570-4

Ⅰ . ①张… Ⅱ . ①张… Ⅲ . ①外感病－中医疗法 Ⅳ . ① R264

中国国家版本馆 CIP 数据核字（2023）第 232232 号

中国中医药出版社出版

北京经济技术开发区科创十三街 31 号院二区 8 号楼
邮政编码　100176
传真　010－64405721
山东润声印务有限公司印刷
各地新华书店经销

开本 880×1230　1/32　印张 9.5　字数 195 千字
2023 年 12 月第 1 版　2023 年 12 月第 1 次印刷
书号　ISBN 978－7－5132－8570－4

定价　49.00 元
网址　www.cptcm.com

服 务 热 线　010－64405510
购 书 热 线　010－89535836
维 权 打 假　010－64405753

微信服务号　zgzyycbs
微商城网址　https://kdt.im/LIdUGr
官 方 微 博　http://e.weibo.com/cptcm
淘宝天猫网址　http://zgzyycbs.tmall.com

肖相如序

健康、快乐、自由地学习、工作、生活，是我的人生目标，也是我对全体弟子的基本要求。要学好中医，也要提高生存质量。

我出生于中医家庭，自幼受到中医的熏陶，1984年考取湖北中医学院伤寒专业硕士研究生，1987年考取中国中医研究院肾病专业博士研究生；曾经在湖北省沔阳县毛嘴公社卫生院、沔阳县中医院、湖北中医学院附属医院、中国中医研究院、北京中医药大学等单位工作过；侍诊、请教过的名医众多。我学中医的条件相当好了，可是，我当医生以后很长时间里连感冒都治不好。不仅是治不好，而且是害怕治感冒。原因就是我根本辨不清楚感冒的寒热性质。其实，治不好感冒的不仅仅是我，而是绝大多数的人，这就促使我必须寻找原因。经过学习和研究，我发现中医关于外感病初期的理论有很多问题；不仅如此，培养学生的资料也有很多地方尚待完善；更加严重的是，很多地方对于中医生的培养方向偏差很大，甚至完全背离了《伤寒论》的正确方向。这就解释了中医主流传承差强人意的原因，也解释了中医为什么在一浪高过一浪的振兴运动中仍不断疲软的原因。对于中医的大势，我势单力薄，人微言轻，知道了原因也改变不了什么。我能做的就是给一些真正想学中医的人指明方向，告诉他们中医该学什么，怎么学；告诉他们中医有哪些问题须注意；告诉他们中医是怎么治病的。在北京中医药大学，我不要求研究生做实验，但要求他们必须学经典，背经典，必须跟诊学看病。从 2014 年开始，我不再招研究生，包括博士和硕士；不再参加体制内的学术活动；不再兼任任何学术组织的职务，集中精力为开门授徒做准备。开门授徒，就是按照我的想法做纯粹的中医教育，把那些真正想学中医而又不得其门而入的人聚集在我的门下，结合我学中医的过程中遇到的困难、问题、挫折、经验、教训等，给他们制定直指核心的学习计划；纠正现行中医主流传承中存在的错误和问题；首先教给他们"特异性方证"，快速提高疗效，建立对中医的信心；让他们明白中医必须是标准、规范的，疗效肯定，且可重复的学术体系；指导，督促，鼓励，陪伴他们，让他们坚持学完核心课程，不半途而废，尽量少走弯路。

我的理想是，把师门建设成为全体弟子共同的家园和心灵的港湾，为他们营造浓厚的学习氛围。只要你真想学中医，只要你进入师门，学习的气氛就会扑面而来，温暖的感觉就会油然而生，浮躁的心就会静下来，就有了学习的动力和激情。

在急功近利的浮躁环境下，想静下心来学中医的人本来就不多；加上中医学习的方向偏差，理论不规范；再加上现在很多想学中医的人古汉语水平不够，所以现在真正想学中医的人是小众，很孤独，很困惑。他们不知道中医是否能治病、是否有肯定的可以重复的疗效；不知道自己是否可以学好中医；不知道学好了中医是否可以安身立命；加上生存的压力和名利的诱惑，他们总是在中医的门前徘徊犹豫，惶恐不安。他们需要有人指明方向，需要找到能够同行致远的伙伴，需要获得信念。

他们的现在就是我的曾经，我已经找到了中医的正路，我和我的学生们用亲身经历证明了我探索的路是对的。我认为，我几十年坚持不懈探索的意义就在于能让后来者少走弯路，让更多的人走上中医的正路，师门就是弟子走上中医正路的入口。

2017 年，我和诵明书院合作，开始招收第一期弟子。在院长李远清和书院全体伙伴的共同努力下，已经招收了六期弟子，近 300 人，以后每年都将持续招生。弟子进入师门 3 年，要系统学习经典、特异性方证、肾病、外感病。要学好经典，打牢基础，掌握正确的临床方法，提高临床疗效，学会规划自己的成长路径；还要参加师门的各种学术交流，如师门大讲堂、师门编委会、师门讲师团等，每个弟子都要定期总结分享自己的学习心得或临床经验，通过书面总结和口头分享，锻炼弟子的书面表达和口头表达能力；或参加师门编委会，对师门内的学术稿件进行整理编辑；或参加师门讲师团，承担内部或对外的讲座交流。通过这些活动，全面提升弟子的综合能力，促进弟子间的交流互动，增强师门的凝聚力；并且要求弟子以医圣张仲景为榜样，不断净化心灵，培养悲天悯人的大医情怀，使自己成为无愧于心的中医人！

《肖相如师徒传承录》是师门弟子成长的记忆，是青出于蓝而胜于蓝的记录。

肖相如

2023 年 2 月 5 日于北京

自　序

盖余心之所善兮，虽九死其犹未悔。

2022 年再回首：想起 2017 年的那个夏日，站在北京昌平傍晚的夕阳下，回望西边难得的湛蓝碧空，以及蓝天上那一丝丝随意飘荡的白云，心里的感动和期望，至今仍刻骨铭心。这本小小的医案，是这些年跟师学习和临床施治的总结，更是一个基层中医师上下求索、探求医道的见证。

2017 年夏，我顺利通过了肖相如老师的考核，成为肖相如师门的首期弟子。

师门的核心课程是以《伤寒论》为代表的四大经典。得益于师父对《伤寒论》的深刻理解和丰富应用经验，以及对外感病理论体系的思考和初期辨证体系的重构，在师父的指导下，我对中医外感病的病因及初期辨治进行了深刻反思，也进行了一些实践探索，理论水平得到了很大提高。2017 年底到 2018 年初，本地流感暴发，患者数量多，症状重，常规治疗效果很差。根据患者初起高热、恶寒等典型表现，我认为病因以寒邪为主，大胆运用麻黄汤、大青龙汤等进行治疗，大多数患者都能在三日内退烧，五日内痊愈。一月内治疗六百余人，全部治愈，疗效完全出乎意料。我也初步积累了一些治疗外感病的经验，信心大增。在治疗的过程中，我把一些典型病案进行了总结，陆续发在师门群中，供同门参考。

　　2021 年师门三年学习结束，出徒仪式上，师父专门叮嘱我：要在温病上下功夫。我理解师父的意思：一是外感病治疗中，温病很重要。治外感病，伤寒、温病缺一不可。另一个是看我的医案，伤寒案居多，温病案偏少。师父感觉我温病底子弱，需要加强。出了师门后，我谨遵师父教诲，这两年在温病上下足了功夫。对温病的经典著作，如叶天士的《外感温热篇》，吴鞠通的《温病条辨》，反复研读，细心领会。尤其是精读了近代温病大家刘景源先生的《温病学讲稿》后，我的理论水平得到了提升。2021 年 11 月到 2022 年 2 月，本地肺炎支原体感染流行，儿科人满为患，许多人转而求治于中医。我因此有机会接触并治疗了大量支原体感染的患儿。大多数患儿高热、咳嗽、舌苔厚腻，从中医的湿热论治，效果很好，所诊病例，无一例加重，无一例转院，全部治愈。后来，我把其中的一些典型案例进行了总结，先后发布在师门群中，引起了很大反响。

　　这两次治疗过程，大大增强了我治疗外感病的信心，也由此缔结了这本医案合集成稿的契机。

　　这本医案合集主要包括了自 2017 年进入师门后，我陆续在师门内分享的部分医案，为师门同仁授课及参加其他培训讲义中所引用的病案，总数约 230 个，100000 余字，涉及方剂近 90 个。

　　近几年来，在师父指导下，我主要专注于外感病的理论研究和实践。因此，本书医案大部分为我对常见外感病代表性方证的运用及思考。伤寒方证大多以麻黄汤、桂枝汤、小柴胡汤等为主，温病则集中在银翘散、桑菊饮、白虎汤、三仁汤等方证。书中也收录了一些难治性的外感病案，如竹叶石膏汤、柴胡桂枝汤的应用等。除此之外，主要是内科杂症，涉及消化、呼吸、风湿免疫等多个学科。还有部分涉及妇科、外科、皮肤科、五官科、儿科等，如盆腔炎、阑尾炎、痤疮、骨性关节炎、过敏性鼻炎、小儿抽动症等综合医院中医门诊的常见病。

本书医案排序以方名为纲，主要症状为目，以便于读者查找。前后大体以外感病、内伤杂病、外科病、皮肤科病、妇科病、五官科疾病、儿科病的次序进行排列。所有医案均为我在门诊治疗中的案例，全部患者都经过不同形式的随访，确保疗效真实、可靠。由于是门诊患者，资料有限，再加诊务繁忙，故以记录主要症状为主，叙证相对比较简单，择其扼要，部分有明确西医诊断的，均已在括号中注明。讨论部分，主要说明用方思路及依据，力求精要，避免冗长。对一些常用的重点方剂，依据个人经验，做了适度的拓展讲评，以利更好应用。

本书编写过程中，得到了师父肖相如先生的大力支持和指导。同门师妹徐艳、杨苇峰参加了医案的最初整理，后期由诵明书院协助整理完成，在此一并致谢。

本人长期在基层工作，理论水平有限，书中难免存在缺点或错误之处，欢迎读者及同道批评指正。

张扣启

2023 年 8 月

目　录

一、麻黄汤

1. 外感发热医案

李某，男，48岁，教师。

初诊：2019年4月7日。昨日开始发烧，自服药热不退。就诊时见：发热，体温：40℃，恶寒，无汗，全身肌肉关节疼痛，口不渴，无咽痛，舌淡苔白，脉浮紧。

> 予麻黄汤：
> 　　麻黄15克　桂枝15克　杏仁10克　炙甘草6克

二剂。

一剂只煎一次，顿服。如汗出热退，则止后服。

反馈：中午十二点服一剂，汗出较多，但仍身痛，体温降到38℃。晚六点仍发热，身痛，虽汗出而表邪未尽，身体壮实，再汗，服第二剂。

二诊：4月9日带爱人来看病，云服二剂后，汗出热退。其爱人也感冒，也用麻黄汤一剂而愈。

讨论：太阳伤寒，发汗后，汗出而热不退，往往成为桂枝汤证，或入里化热，而成少阳、阳明证。《伤寒论》中也没有用麻黄汤不解而再汗的论述。但在麻黄汤的煎服调护中，提到了"煮取二升半，去滓，温服八合，覆取微似汗"。首次只服用了总量的三分之一，有可能是在患者服药后，如发热不退，还需再服。该病例身体壮实，发汗后虽汗出热少退，但余症不减，精神尚好，无坏症表现。考虑发汗不彻，用麻黄汤再汗而愈。这提供了一个麻黄汤汗而再汗的案例，值得我们思考。

2. 发热伴身痛医案

白某，男，56岁。

初诊：2022年10月3日。发热两天，体温40℃，无汗，全身肌肉关节剧痛，无明显恶寒。自服解热镇痛药，有少量汗出，但热不退。微咳，无痰，舌淡，苔白稍腻，脉浮紧。

予麻黄汤：

　　麻黄15克　桂枝10克　杏仁10克　炙甘草6克

二剂。

水煎顿服。若一服汗出，则止后服。若不汗，再服。

2022年10月4日晨反馈：上药服一剂，汗出，热退，肌肉关节疼痛解。停后药。

讨论：

《伤寒论》35条：太阳病，头痛发热，身疼腰痛，骨节疼痛，恶风，无汗而喘者，麻黄汤主之。

本例初诊高热，无汗，全身肌肉关节疼痛，舌淡，苔白，脉浮紧，似麻黄汤证。但恶寒、无汗一般为麻黄汤必见之证。本例反复考证，患者仍说不恶寒，且在服西药后有小汗出，可否用麻黄汤，犹豫再三。

《伤寒论》第3条：太阳病，或已发热，或未发热，必恶寒，体痛，呕逆，脉阴阳俱紧者，名为伤寒。

《伤寒论》第**50**条：脉浮紧者，法当身疼痛，宜以汗解之。

根据上述条文及个人经验，外感病，若见身体疼痛，多为寒证。且脉见浮紧，故仍用了麻黄汤，幸得一汗而解。这提示我们伤寒恶寒为其常，但临证时仍需知常达变，四诊合参，灵活用药。

3. 外感寒邪兼食积内停医案

薛某，男，13 岁。

初诊时间：2017 年 12 月 25 日。

患者于三日前开始发热，自服西药及银翘解毒颗粒，热不减。就诊时见：发热，体温 39℃，恶寒，有时寒战，无汗，全身肌肉酸痛，咳嗽，无痰，上腹不适，食欲不振，舌淡苔白厚腻，口臭，脉浮而紧。

诊断：风寒束表，食积内停。

> 予辛温发汗，消积导滞，麻黄汤加味：
>
> 麻黄 15 克　桂枝 12 克　杏仁 10 克　槟榔 10 克
>
> 炒莱菔子 10 克　炙甘草 6 克

反馈：上方服一剂后，汗出热退，停后服。

讨论：患儿体质壮实，恶寒、发热俱重，无汗，脉浮紧，是典型的太阳伤寒表实证，苔厚腻，口臭为积食停滞。虽发病三日，但表证犹在。

《伤寒论》第**5**条：伤寒二三日，阳明、少阳证不见者，为不传也。

故仍用麻黄汤辛温发汗，加槟榔、炒莱菔子消食导滞，一汗而解。

二、大青龙汤

1. 外感发热医案

宋某，男，54岁。

初诊：2018年9月13日。发热两天，体温38.4℃，全身肌肉酸痛，恶寒，无汗，咽痛，舌红苔少，脉紧。

予大青龙汤加味：

麻黄20克　桂枝10克　杏仁10克　生石膏30克

连翘15克　板蓝根30克　炙甘草6克　生姜15克

大枣4枚

一剂。

反馈：当晚服一次，汗出热退，止后服，愈！

讨论：发热，全身肌肉酸痛，恶寒，无汗，脉紧，为寒邪束表。咽痛，舌红为郁热在里。治宜散寒解表，兼清郁热。故用大青龙汤解表清里，加连翘、板蓝根是为了增强利咽止痛的力量。

2. 外感发热医案

宋某，男，4岁。

初诊：2021年5月22日。发热一天，体温38.6℃，恶寒，咽痛，舌红，苔白厚腻，脉浮紧。

予大青龙汤加味：

　　麻黄 10 克　桂枝 6 克　杏仁 6 克　石膏 12 克

　　甘草 3 克　炒莱菔子 5 克　生姜 2 克　大枣 2 枚

二剂。

反馈：上药服一剂，汗出，体温降到 37℃，止后服。

二诊：2021 年 5 月 24 日。从昨晚开始，又发热，今晨体温 38.6℃，伴咳嗽，咽痛，痰不易咳出，舌红苔黄腻，脉数。

予麻杏石甘汤加味：

　　麻黄 6 克　杏仁 6 克　石膏 15 克　桑白皮 6 克

　　黄芩 6 克　浙贝母 6 克　瓜蒌 9 克　鱼腥草 15 克

　　炒莱菔子 6 克　甘草 5 克

三剂。

一剂后热退，三剂服完，诸症悉愈。

讨论：一诊恶寒，发热，身疼，咽痛，为表寒里热，苔厚腻为夹食积，故用大青龙汤解表清里，加莱菔子消食化积。服后汗出热减，则表寒去。二诊虽发热，已不恶寒，但咳嗽，舌红苔腻，脉数，为痰热壅肺，用麻杏石甘汤清热宣肺，加桑白皮、黄芩、鱼腥草清肺热，贝母、瓜蒌化痰止咳。热去痰清，热退咳止。本病例呈典型的由大青龙汤证向麻杏石甘汤证的转化过程，有借鉴意义。

3. 过敏性鼻炎医案

张某，男，44岁。

初诊：2016年7月10日。半月前在冷库（零下10℃左右，虽夏日需穿大衣）工作数天后，出现鼻塞，流清涕，喷嚏不止，昼夜不停，不能安卧。舌红，苔黄厚腻，口气臭秽，脉滑而数。

用药：

辛夷10克　苍耳子10克　白芷10克　薄荷10克

桑白皮10克　黄芩10克　石膏30克　荆芥10克

防风10克　蝉蜕10克　乌梅10克

五剂。

二诊：7月16日，服药后症状无减轻，连日不能睡觉，面容憔悴，舌脉同前。

予大青龙汤加味：

麻黄20克　桂枝15克　杏仁10克　生石膏60克

炙甘草10克　辛夷10克　苍耳子10克　白芷10克

薄荷10克　生姜15克　大枣6枚

五剂。

三诊：7月26日，云服上药诸症悉愈。停药观察，一年后随访，未见复发。

讨论：患者平时身体盛壮，素有蕴热。冷库连续工作，感受外寒，成外寒内热之证。一诊仅以祛风散寒通窍之法，病重药轻，故不效。二诊以大青龙汤峻剂，重用石膏，外散风寒，内清郁热，表里同治，而得速愈。

本例过敏性鼻炎，为少见类型。内外俱实，表寒里热，为实证。故能速愈。绝大多数过敏性鼻炎为虚证，或虚实夹杂，治疗周期长，见效慢，疗程往往在一个月以上。治好后容易复发，需较长时间的巩固治疗。

4. 流感高热伴咽痛医案

田某，男，13 岁，体重 55 千克。

初诊：2019 年 11 月 28 日。患者在市属某中学上学。近一周来，学校暴发流感，所在班级有三分之一同学因发热休课。发热三天，最高体温 41℃，自服解热镇痛药，有汗出但热不退。就诊时见：发热，体温 40℃，寒战，无汗，全身肌肉关节疼痛，咽痛，舌淡苔白，脉浮紧。查：扁桃体不大，微红。

予大青龙汤加味：

麻黄 20 克　桂枝 10 克　杏仁 10 克　生石膏 30 克
炙甘草 6 克　连翘 15 克　板蓝根 20 克　生姜 15 克
大枣 4 枚

两剂。

每剂煎一次，顿服。

反馈：中午 12 时服一剂，汗出，热稍减，体温 38℃。停药观察。晚 18 时，仍发热，体温 38.5℃，嘱服第二剂，服后汗出热退。

二诊：2019 年 11 月 29 日，热退，仍有咽痛，咳嗽，吐黄痰，舌红，苔白腻，脉略数。

> 予麻杏石甘汤加味：
> 麻黄 10 克　杏仁 10 克　石膏 50 克　浙贝母 10 克
> 瓜蒌 15 克　桑白皮 10 克　黄芩 10 克　桔梗 10 克
> 甘草 10 克　板蓝根 30 克　马勃 10 克　射干 15 克

三剂。

12 月 1 日反馈，已愈，恢复上学。

讨论：一诊外寒内热，用大青龙汤解表清里，加连翘、板蓝根解毒利咽。二诊表寒去而里热尽显，用麻杏石甘汤加桑白皮、黄芩、浙贝母、瓜蒌清肺化痰，加桔梗、板蓝根、马勃、射干解毒利咽。大青龙汤证常能一汗而解，不必尽剂。本例汗后热不退，可能与发汗不彻有关，无坏证表现，再汗而热退。

5. 外感发热伴烦躁医案

刘某，男，25 岁。

初诊：2019 年 12 月 25 日。发热一天，体温 39.4℃，伴恶寒，无汗，全身肌肉关节疼痛，咽部不适，烦躁不宁，舌淡苔白，脉浮紧。

> 予大青龙汤加味：
> 麻黄 20 克　桂枝 10 克　杏仁 10 克　生石膏 30 克
> 炙甘草 6 克　生姜 15 克　大枣 4 枚　桔梗 10 克

二剂。

水煎顿服。

二诊：2019 年 12 月 26 日，服上药两剂，头及背微汗出，热不退，体温 39℃，恶寒，身痛，咽痛较前更重，舌淡尖红苔白，脉浮紧。查：扁桃体不大，略红。

> 予大青龙汤再汗：
>
> 麻黄 30 克　桂枝 15 克　杏仁 10 克　炙甘草 6 克
> 生石膏 60 克　连翘 15 克　板蓝根 30 克　生姜 15 克
> 大枣 4 枚

二剂。

上药服一剂，大汗出，诸症悉解，止后服。

讨论：一诊大青龙证无疑，但服之小汗出而热不退，为病重药轻，不能畅汗。二诊表邪未去，里热渐起，故加重原方剂量，仍用重剂大青龙发表清里，加连翘、板蓝根清热解毒利咽，而得畅汗，表里俱解。

6.外感发热不退医案

刘某，男，67 岁。网诊患者。

初诊：2021 年 5 月 16 日。发热三天，前医用麻黄汤，汗不出而热不退。网诊时见：发热，体温 40℃，时有寒战，周身疼痛，无汗，舌红苔净。

予大青龙汤：

麻黄 18 克　桂枝 10 克　杏仁 10 克　石膏 15 克

甘草 6 克　生姜 15 克　大枣 4 枚

一剂热退。

讨论：本病初起，呈典型的麻黄汤证。前医用麻黄汤不效，根本原因在于麻黄用量不足（麻黄 9 克）。网诊时已迁延三日，舌转红，为表邪不解，里有郁热。我建议用大青龙汤，麻黄用到 20 克以上。但前医畏麻黄峻猛，用了 18 克，幸得一汗而解。这提示我们治疗外感病，在认证准确的前提下，要做好药量的把控。否则病重药轻，不能发汗，会导致治疗失败。

7. 外感发热误用大青龙汤医案

刘某，女，53 岁。

初诊时间：2018 年 4 月 5 日。发热 1 天，体温 38.7℃，恶寒，无汗，全身疼痛，咽干，舌淡苔白，脉浮而弱。

予大青龙汤：

麻黄 20 克　桂枝 10 克　杏仁 10 克　甘草 6 克

石膏 30 克　生姜 15 克　大枣 4 枚

1 剂。

二诊：2018 年 4 月 6 日。

服上药热退，全身仍有轻微疼痛，精神差。

予人参败毒散：

> 人参 10 克　云苓 10 克　川芎 10 克　羌活 6 克
> 独活 6 克　枳壳 10 克　桔梗 10 克　炙甘草 10 克
> 柴胡 10 克　生姜 15 克　大枣 4 枚

二剂。

三诊：2018 年 5 月 10 日。

诉上次感冒后，一直出汗不止，全身怕冷，舌淡苔白，脉沉弱。

予桂枝加附子汤加味：

> 桂枝 10 克　白芍 10 克　炙甘草 6 克　制附子 10 克
> 生姜 15 克　大枣 4 枚　黄芪 30 克

5 剂。

反馈：服上药后，出汗渐止，怕冷也减，渐愈。

讨论：本例为一中年女性患者，体质稍弱，虽有恶寒、发热、无汗、全身疼痛，似麻黄汤证，但脉浮而弱，应该使用桂枝汤。但当时有个错误的想法，认为桂枝汤发汗力弱，可能达不到汗出热退的效果。犹豫再三，选了大青龙汤，认为该方倍用麻黄，发汗力强；有石膏，可监制麻桂之辛燥；生姜、大枣尚能扶正。服后虽汗出热退，但精神较差，全身肌肉疼痛不减，认为是表邪未尽，正气已虚，用人参败毒散扶正解表。用后肌肉疼痛虽解而汗出不止，再加畏寒，迁延一月。表阳虚而营卫不和，用桂枝加附子汤调和营卫，温阳固表，渐次调理，得以渐愈。张仲景在《伤寒论》第 38 条谆谆告诫：若脉微弱，汗出恶风者，

不可服之，服之则厥逆，筋惕肉瞤，此为逆也。诚非虚言，应当
牢记。

8.外感发热伴咽痛医案

郝某，男，13岁。

初诊：2018年1月23日。22日晚开始发热。就诊时见：
发热，体温38.9℃。恶寒，无汗，咽痛，吞咽时加重，舌红，
苔薄白，脉浮数。查：咽部充血，扁桃体不大。

太阳伤寒，里有郁热，予辛温解表，兼清里热。

> 大青龙汤加味：
> 麻黄20克　桂枝10克　杏仁10克　甘草6克
> 生石膏60克　桔梗10克　板蓝根30克　黄芩10克
> 生姜15克　大枣4枚

2剂。

反馈：24日晨，家属打电话，服半剂热即退，服完一剂，
咽痛亦止。已上学，止后服。

讨论：恶寒，发热，无汗，是太阳伤寒，寒邪束表。咽痛，
舌红为内热之象。重用石膏，再加桔梗、板蓝根、黄芩，清热
利咽解毒。《伤寒论》原方用石膏如鸡子大，麻黄用六两，是
表寒重于里热。本例表里俱重，故略做调整，解表与清里并行。

9. 小儿外感发热医案

李某，男，3 岁。

初诊：2017 年 10 月 30 日。发热 1 天，体温 39℃，恶寒，无汗，咳嗽，无痰，食欲不振，二便正常，舌红苔少，脉浮而数。

风寒束表，兼有郁热。

> 予大青龙汤加味：
>
> 麻黄 10 克　桂枝 5 克　杏仁 5 克　石膏 15 克
> 炙甘草 3 克　炒菜菔子 5 克　生姜 10 克　大枣 3 枚

2 剂。

二诊：2017 年 11 月 3 日。

服上药热退，仍有微咳，痰不多，鼻塞，清浊涕，舌红苔少，二陈汤加杏仁、桔梗、前胡、黄芩。三剂愈。

讨论：本例为一儿童患者，高热、恶寒、无汗为寒邪束表，舌红为里热之象，表寒重而里热轻，用大青龙汤原方，辛温解表，兼清郁热，略加消导。热退后咳嗽不愈，用二陈汤加味，清热化痰宣肺而愈。

三、葛根汤

1. 外感发热伴咽痛、咽干医案

李某，男，21岁。

初诊：2018年2月15日。发热一天，体温38.6℃，伴恶寒，身痛，无汗，咽干，咽痛，舌略红，苔白，脉浮紧。

> 葛根汤加味：
> 葛根30克　麻黄10克　桂枝10克　白芍10克
> 炙甘草6克　花粉15克　连翘15克　板蓝根30克
> 生姜15克　大枣4枚

二剂。

二诊：2019年2月16日，上方服一剂，汗出热退，口干咽痛均愈。因鼻炎就诊，止后服，用他药治鼻炎。

讨论：此案外证似大青龙，但咽干口燥，有津伤的病机存在，故不选大青龙，避其辛燥，而选葛根汤加花粉，散寒解表，生津止渴；咽痛，为夹有郁热，为表寒里热之证，故加连翘、板蓝根，清热解毒利咽。其治法类大青龙，为葛根汤又一活用法。在外感病中，表里同病，表寒里热很常见，要根据表里寒热的轻重，灵活使用先表后里、先里后表、表里同治等不同的治法。不可一见咽痛，便认为是热证，概用寒凉，常致寒邪冰伏，发热不退。葛根汤加石膏，我命名曰葛根加石膏汤，外寒兼有内热津亏，而见发热，恶寒，无汗，口燥，舌红，脉浮有力者，常作为首选方，疗效肯定。

2. 外感发热伴咽痛、口干医案

穆某，男，10岁。

初诊：2020年9月25日。昨晚开始发热，体温39℃，伴恶寒，无汗，咽痛，口干，舌红苔少，脉浮数。

予葛根汤加味：

麻黄10克　葛根15克　桂枝10克　白芍10克

炙甘草6克　石膏30克　连翘15克　板蓝根20克

生姜15克　大枣4克

一剂。

反馈：汗出热退，咽痛止。

讨论：发热，恶寒，无汗，脉浮数是表有寒；口干，咽痛为里有热。为表寒里热之证。可选大青龙汤解表清里。但患者口干，舌红苔少，有津伤的表现，故用葛根汤加味：用葛根汤解表散寒，加石膏清郁热，连翘、板蓝根解毒利咽，表解里清，汗出而愈。

3. 外感发热医案

冀某，女，49岁。

初诊：2019年12月25日。发热，体温38℃，恶寒，无汗，身疼，干咳无痰，舌红苔少，有裂纹，脉浮数。

予葛根汤加味：

　　麻黄 12 克　　葛根 15 克　　桂枝 10 克　　白芍 10 克

　　桔梗 10 克　　杏仁 10 克　　前胡 10 克　　花粉 15 克

　　炙甘草 6 克　　生姜 15 克　　大枣 4 枚

二剂。

二诊：2019 年 12 月 27 日，服上药，小汗出，身疼解，仍时寒时热，汗出，咳嗽，上腹不适，干呕，体温正常，舌红，苔燥少津，有裂纹，脉浮弱。

予柴胡桂枝汤加味：

　　柴胡 15 克　　半夏 10 克　　人参 10 克　　黄芩 10 克

　　桂枝 10 克　　白芍 10 克　　炙甘草 6 克　　浙贝母 10 克

　　瓜蒌 15 克　　花粉 15 克　　陈皮 10 克　　桔梗 10 克

　　生姜 15 克　　大枣 4 枚

服三剂，愈。

讨论：素体津亏，复感寒邪，用葛根汤解表，加桔梗、杏仁、前胡宣肺止咳，花粉养阴润肺生津。二诊表邪未尽，邪入少阳，为太阳少阳合病，用柴胡桂枝汤祛风解肌，和解少阳，合贝母瓜蒌散润肺止咳。

4. 外感发热伴腹泻医案

宋某，男，3 岁。

初诊：2020 年 7 月 7 日。发热一天，体温 38.6℃，怕冷，不出汗，食欲不振，腹泻，一日十余行，水样便，舌淡，苔白滑，脉浮而数。

予葛根汤加味：

　　葛根 10 克　麻黄 6 克　桂枝 6 克　白芍 6 克

　　炙甘草 5 克　神曲 6 克　生姜 10 克　大枣 2 枚

二剂。

反馈：当晚服一剂，热退。次晨泻止。

讨论：《伤寒论》32 条：太阳与阳明合病，必自下利，葛根汤主之。发热，恶寒，无汗，为寒邪在表。表邪不解，内迫阳明，则利。用葛根汤发汗解表，升津止利，即后世所谓"逆流挽舟"之法。

5. 外感发热伴腹胀、干呕医案

康某，男，36 岁。

初诊：2020 年 9 月 11 日。发热，体温 37.5℃，恶寒，身疼，无汗伴上腹胀，口干口苦，便溏，干呕，舌红，苔黄腻，脉浮数。

予葛根汤加味：

　　葛根 30 克　麻黄 10 克　桂枝 10 克　白芍 10 克

　　炙甘草 6 克　石膏 30 克　生姜 15 克　大枣 4 枚

　　陈皮 10 克

二剂，水煎顿服。

二诊：2020 年 9 月 12 日，上药一剂煎煮时间太长，不足

50毫升，服后无效。续服第二剂。服后汗出热退。现上腹不适，口苦，便溏，略有恶心，舌红苔腻，以半夏泻心汤续治。

讨论：发热，恶寒，身疼，无汗，伤寒表实无疑。但口干，舌红为夹有郁热。发热不重，用大青龙似药重病轻，伴胃肠症状，考虑柴胡桂枝汤，但无汗表实，也觉不妥。故选用了葛根汤加石膏，外散表寒，内清郁热。二诊表解，口苦，干呕，便溏，苔腻，为泻心证，予半夏泻心汤续治。

6. 外感发热不退伴咽干、口苦医案

刘某，女，34岁。

初诊：2020年2月29日。发热四天，经输液治疗，热不退。就诊时见：发热，体温39℃，恶寒，无汗，咳嗽，有白痰，咽干，口苦，舌红苔少，脉浮数。

予葛根汤加味：

> 葛根30克　麻黄10克　桂枝10克　白芍10克
> 柴胡30克　黄芩15克　苏子15克　前胡10克
> 杏仁10克　炙甘草6克　生姜15克　大枣4枚

二剂。水煎顿服。

反馈：中午服一剂，汗出，热稍减。晚六时，服第二剂，热退，愈。

讨论：发热，恶寒，无汗，为太阳伤寒。寒邪束表，肺气不宣，故咳嗽，吐白痰。表证不解，兼入少阳，故见口苦、咽干，舌红。为太阳少阳合病。故用葛根汤解表，加柴胡、黄芩清泻少阳。

苏子、杏仁、前胡宣肺化痰止咳。太阳少阳合病，柴胡桂枝汤证多见。本案为太阳表实兼邪入少阳，提供了另一种思路和治法。在《伤寒论》中，张仲景提供了许多麻黄汤、桂枝汤的变方，但这并不能涵盖所有外感病的证型，提示我们在临床实践中，要知常达变，灵活变通，学法而不泥方，才能取得更好疗效。

7. 外感发热伴口渴多饮、咽痛医案

王某，女，14 岁。

初诊：2019 年 12 月 13 日。发热一天，体温 39.4℃，恶寒，无汗，口渴多饮，咳嗽，有少量白痰，咽痛，舌淡苔白，脉浮紧。

葛根汤加味：

麻黄 15 克　葛根 30 克　桂枝 10 克　白芍 10 克

炙甘草 6 克　生姜 15 克　大枣 4 枚　僵蚕 10 克

石膏 30 克　桔梗 10 克　杏仁 10 克　前胡 10 克

三剂。

二诊：2019 年 12 月 19 日，上药服两剂，热退，仍有咳嗽，咽痒，少量白痰，舌淡苔白略燥，脉缓，予止嗽散续治之。

讨论：外证似大青龙，但口渴多饮，有津伤的病机存在。故用葛根汤发汗解表，生津止渴。咽痛为里有郁热，加石膏清里热，僵蚕、桔梗利咽止痛，杏仁、前胡宣肺止咳。二诊表证已解，咳嗽咽痒，用止嗽散祛风化痰止咳，为感冒后咳嗽常用方。

8.外感发热伴咽痛、咳嗽医案

刘某，男，10岁。

初诊：2020年11月15日。从昨晚十点开始发热，体温最高39℃。怕冷，开始时有寒战，今晨热稍减，体温38.5℃，无汗。伴咽痛，吞咽更甚。咳嗽，少量白痰，舌淡苔白滑，脉浮紧。

> 葛根汤加味：
>
> 葛根15克　麻黄6克　桂枝6克　白芍6克
>
> 炙甘草5克　石膏15克　连翘10克　板蓝根10克
>
> 杏仁6克　厚朴10克　生姜2克　大枣2克

一剂。

2020年11月16日，其父就诊时反馈：昨日下午服上药，汗出热退，咳嗽咽痛也愈。停药观察。

讨论：发热，恶寒，无汗，脉浮紧，是太阳伤寒，咽痛是夹郁热。故用葛根汤辛温解表。里热较重，加石膏、连翘、板蓝根清解郁热，解毒利咽。兼有咳嗽，吐白痰，为肺气不宣，故加杏仁、厚朴宣肺止咳。本证用大青龙汤加味亦为对证之方。因是小孩，避其猛峻，用了葛根汤，方证相应，见效迅速。

9.外感发热伴食积医案

刘某，男，10岁，体重45kg。

初诊：2020年11月24日。昨晚开始发热，体温39℃，未服药。今晨就诊时见：发热，体温39.5℃，恶寒，无汗，胃不适，口臭，便干，舌红，苔黄厚腻，脉浮紧。

予葛根汤加味：

葛根 30 克　麻黄 10 克　桂枝 10 克　白芍 10 克

炙甘草 6 克　石膏 30 克　槟榔 10 克　炒莱菔子 15 克

生姜 15 克　大枣 4 枚

一剂，水煎顿服。

反馈：中午十二时服一剂，汗不出，发热如前。嘱再服一剂。

下午四时服第二剂，仍无汗，热不退。

晚八点，体温 41℃，嘱再服一剂，服后喝热开水一杯，盖被取汗。40 分钟后头汗出，继之全身小汗出，热渐减，一夜安睡。

复诊：2020 年 11 月 25 日：体温 37.2℃，略有恶寒，仍有小汗出，干呕，头晕，食欲不振，舌红，苔黄腻，脉浮数。

予柴胡桂枝汤：

柴胡 15 克　半夏 10 克　太子参 15 克　黄芩 10 克

桂枝 10 克　白芍 10 克　炙甘草 6 克　槟榔 10 克

炒莱菔子 15 克　生姜 15 克　大枣 4 枚

二剂。

26 日晨反馈：上药服一剂，诸证悉愈。

讨论：一诊发热，恶寒，脉浮紧，是寒邪在表；舌红，苔黄厚腻，是兼有内热食积，为大青龙汤证。但该小孩曾有快速性心律失常，故不敢用大量麻黄，选用了葛根加石膏汤，外散表寒，兼清郁热。加槟榔、莱菔子消食导滞。连服两剂，汗不出，考虑可能是家属因小儿服药困难，煎药太少（150mL 左右），或是寒郁较重，药物剂量相对不足所致。虽服两剂，症状同前，并未出现坏症，仍可再汗。不敢再加麻黄量，用喝热开水、覆被保暖等助汗措施，汗出热减。二诊仍有小热，汗出，干呕，头晕，舌红苔腻，为表邪未尽，邪入少阳，用柴胡桂枝汤和解少阳，调和营卫而愈。这个病案告诉我们，治疗外感病有时是要有定力的。在判断准确的前提下，治疗不效，要综合分析，查找原因，合理应对。不能一见不效便改弦易辙，否则往往导致失败。

四、葛根加半夏汤

1. 外感呕吐、腹泻医案

穆某，女，28岁。

初诊：2019年5月21日。昨日无明显诱因出现呕吐，腹泻，自服正气散后腹泻止。就诊时见：恶寒，身疼，干呕，体温：37℃，舌淡苔白，脉浮紧。

> 葛根加半夏汤加味：
>
> 　桂枝10克　麻黄10克　葛根30克　白芍10克
> 　炙甘草6克　半夏10克　神曲10克　生姜15克
> 　大枣4枚

2剂。

二诊：2019年5月22日。上方服一剂，恶寒、身疼、干呕均止，止后服。素有头晕，今日感头晕加重，舌淡苔白，脉弱。

> 予半夏白术天麻汤加味：
>
> 　陈皮10克　半夏10克　白术15克　天麻15克
> 　茯苓10克　泽泻15克　炙甘草6克　生姜15克
> 　大枣4枚

三剂，愈。

讨论：

《伤寒论》第32条：太阳与阳明合病者，必自下利，葛根汤主之。

《伤寒论》第 33 条：太阳与阳明合病，不下利，但呕者，葛根加半夏汤主之。

太阳伤寒而兼呕利，为表邪内迫阳明，升降失常，故用葛根汤解表，加半夏降逆止呕。

2. 幼儿发热、呕吐医案

宋某，女，2 岁。

初诊：2019 年 1 月 29 日。发热一天，体温：39.3℃，伴呕吐，食欲不振，无汗，舌淡，苔白腻，脉浮。

> 太阳与阳明合病，葛根加半夏汤加味：
> 葛根 10 克　麻黄 5 克　桂枝 5 克　白芍 5 克
> 炙甘草 3 克　半夏 5 克　焦山楂 6 克　炒莱菔子 6 克
> 神曲 6 克　生姜 2 片　大枣 2 枚

三剂。

二诊：2019 年 2 月 1 日，体温 37.2℃，精神转好，已不呕，口臭，舌略红苔腻。

> 保和丸：
> 焦山楂 6 克　神曲 6 克　陈皮 5 克　半夏 5 克
> 茯苓 5 克　连翘 5 克　炒莱菔子 6 克

三剂，愈。

讨论：病例除了太阳伤寒的表现外，伴呕吐，食欲不振，苔白腻，是兼有食积，用葛根加半夏汤发汗解表，降逆止呕，加焦山楂、炒莱菔子、神曲消食化积而愈。

3. 外感发热伴腹泻医案

张某，女，45 岁。

初诊：2016 年 6 月 10 日。患者昨日随工作队下乡，晚上回家后即腹泻不止。就诊时见：发热，体温 38.6℃，恶寒，全身肌肉疼痛，无汗，下利日数十行，为水样便，伴干呕，舌淡苔白滑，脉浮紧。太阳与阳明合病。

予葛根加半夏汤加味：

葛根 30 克　麻黄 10 克　桂枝 10 克　白芍 10 克

炙甘草 6 克　半夏 10 克　车前子 15 克　生姜 15 克

大枣 4 枚

3 剂。

服一剂热退，三剂呕止泻停。

讨论：发热、恶寒、无汗、脉浮紧为伤寒表实证，下利为表邪内迫阳明，大肠传导失职，呕为胃气上逆。为太阳与阳明合病，用葛根加半夏汤，外散表寒，兼升津止利，降逆止呕；加车前子利湿止泻。

4. 外感发热伴呕吐、腹泻医案

冀某，女，48 岁。

初诊：2020 年 5 月 15 日。自诉昨晚吃大量水果，今晨

起开始呕吐不止，下利已十余行，为水样便。伴发热，体温
38.6℃，恶寒，无汗，全身疼痛，口干渴，舌红，苔少有裂纹，
脉浮紧。

> **予葛根加半夏汤：**
>   　葛根 30 克　麻黄 10 克　桂枝 10 克　白芍 10 克
>   　炙甘草 6 克　半夏 10 克　生姜 15 克　大枣 4 枚

二剂。

反馈：中午服一剂，头及背少量出汗，热稍减，吐利止。
晚服第二剂，服后全身出汗较多，热退。

次日晨，电告除口渴外，诸症悉解。嘱停药，米粥自养。

讨论：

《伤寒论》第 **32** 条：太阳与阳明合病，必自下利，葛根汤
主之。

《伤寒论》第 **33** 条：太阳与阳明合病，不下利，但呕者，
葛根加半夏汤主之。

本例恶寒、发热、无汗、身痛与吐利并见，是典型的太阳
与阳明合病，用前方发汗解表，升津止利，降逆止呕，则吐、利、
热俱愈。此即后世所谓逆流挽舟之法。

五、小青龙汤

1. 外感发热伴咳喘医案

杜某，男，2 岁。

初诊：2021 年 1 月 24 日。从昨晚开始发热，伴咳喘。今晨就诊时体温 38.8℃，伴咳嗽，流清涕，痰多稀白，舌淡，苔白腻，脉浮紧。

予小青龙汤加味：

> 麻黄 5 克　桂枝 5 克　白芍 5 克　干姜 5 克
> 半夏 5 克　细辛 2 克　五味子 3 克　杏仁 5 克
> 炒莱菔子 5 克　炙甘草 3 克

三剂。

反馈：服上药一剂，汗出，热减。当晚，体温 37.2℃。次日晨体温正常，尚有微咳，上药减半服，愈。

2. 外感咳喘医案

王某，男，3 岁。

初诊：2018 年 12 月 14 日。咳喘一天。就诊时见：咳嗽，气喘，喉中痰鸣，未见吐痰，伴流清涕，无发热，无汗，舌淡，苔白滑，脉浮。

外寒内饮，予小青龙汤加味两解之：

桂枝 6 克　白芍 6 克　麻黄 6 克　干姜 5 克

细辛 2 克　半夏 5 克　五味子 5 克　炙甘草 5 克

杏仁 6 克　苏子 6 克　炒莱菔子 6 克

三剂。

二诊：咳喘均止，喉中有痰，不易咯出，合杏仁及三子养亲汤加减，三剂，愈！

讨论：小青龙汤为治外寒内饮的常用方剂。无表证亦可使用。本例咳喘、痰鸣，因年龄小不会吐痰，但舌脉均见寒象，故用小青龙汤温肺化饮而愈。

3. 外感咳嗽伴咽痛医案

穆某，女，57 岁。

初诊：2019 年 10 月 12 日。咳嗽 3 天，伴流清涕，痰多色白，气短，口干咽疼，舌略红苔白，脉浮数。

予小青龙加石膏汤加味：

桂枝 10 克　麻黄 10 克　白芍 10 克　干姜 6 克

细辛 6 克　半夏 10 克　五味子 6 克　炙甘草 6 克

杏仁 10 克　陈皮 10 克　石膏 30 克　苏子 15 克

三剂。

二诊：2019 年 10 月 16 日，诸症愈，因咽炎复诊。

讨论：本例外感症状并不突出，主要症状是咳嗽，有白痰，为痰饮郁肺。同时伴有口干咽疼，舌红，是夹有郁热，病机为外寒内饮，夹郁热。用小青龙加石膏汤，散寒蠲饮，兼清郁热，而表里俱解。

4. 素有喘疾复感外寒医案

刘某，女，52岁。

初诊：2019年12月4日。素有喘疾。一周前感冒，哮喘加重，已输液治疗四天，不能缓解。就诊时见：咳嗽，气喘，胸闷，痰多，色白，伴腹胀，食欲不振，由于气短不能平卧，连续几晚睡不好觉。舌淡，苔白腻，脉弦。

予小青龙汤加味：

桂枝10克　白芍10克　麻黄10克　干姜10克

细辛6克　半夏10克　五味子6克　杏仁10克

炙甘草6克　苏子15克　厚朴15克　陈皮10克

三剂。

二诊：2019年12月9日，咳喘已平，仍有少量白痰，以金水六君煎善后。

讨论：素有喘疾，复感外寒，外寒引动内饮，就诊时表证已解，而见咳喘痰多，为饮停于肺，肺气不降。用小青龙汤温肺化饮，加杏仁、苏子降气平喘，厚朴、陈皮行气消胀。二诊时咳喘已平，改用金水六君煎，肺肾同治，巩固疗效。

5. 外寒内饮夹郁热医案

白某，女，41岁。

初诊：2021年11月6日。昨晚开始发热。今晨就诊时体温39.3℃，恶寒，全身疼痛，无汗，咳嗽，有多量清稀白痰，口干，胃不适，干呕，舌红苔白，脉浮紧。

予小青龙加石膏汤：

桂枝 10 克　　白芍 10 克　　麻黄 10 克　　干姜 6 克
细辛 3 克　　半夏 10 克　　五味子 6 克　　杏仁 10 克
石膏 15 克　　陈皮 10 克　　炙甘草 6 克

二剂。

二诊：2021年11月8日。电话告服上药汗出，热退，咯痰减少，仍有微咳。嘱续服一剂，愈。

讨论：发热，恶寒，无汗，身疼，脉浮紧，为太阳伤寒。咳嗽，痰多稀白为有饮。口干，舌红，是夹郁热。外寒内饮，夹郁热。用小青龙加石膏汤，外散风寒，内逐内饮，兼清郁热。加杏仁降气止咳，陈皮和胃止呕。表解里清，热退而安。

6. 外寒内饮夹郁热医案

宋某，男，6岁。

初诊：2018年1月2日。发热，体温39℃，怕冷，咳嗽，唾白色痰，咽痛，舌淡，苔薄白，脉浮。

外寒内饮，夹郁热。

小青龙加石膏汤加味：

　　桂枝6克　白芍6克　麻黄6克　干姜5克

　　细辛2克　半夏5克　五味子3克　炙甘草5克

　　生石膏15克　板蓝根10克

三剂，愈。

讨论：高热，恶寒，脉浮，是太阳伤寒；咳嗽，吐白痰，为内有寒饮；咽痛为夹有郁热。外感风寒，内有饮邪郁热，治当解表化饮，兼清郁热，故选用了小青龙加石膏汤：小青龙汤解表化饮，加石膏清热，板蓝根解毒利咽止痛。

7. 小儿发热咳喘医案

王某，女，4岁。

初诊：2021年11月24日。昨晚开始发热，体温37.6℃。今晨就诊时见：发热，体温38℃，咳嗽，气喘，喉中痰鸣，流清涕，舌红苔白腻，脉浮数。查：双肺满布哮鸣音，血常规：白细胞: 8.69×10^9/L，中性粒细胞: 73.9%。肺炎支原体血清试验: 1：160。某片示：双肺纹理增粗。

予小青龙加石膏汤：

　　桂枝6克　白芍6克　麻黄6克　干姜5克

　　细辛2克　五味子3克　半夏5克　炙甘草5克

　　石膏15克

一剂。

二诊：2021 年 11 月 25 日。上药一剂，小汗出，热退喘止。今晨就诊时，精神转好，体温正常，仍有微咳，双肺喘鸣音消失，舌红苔腻，脉浮略数，上方减量：

> 桂枝 5 克　麻黄 5 克　白芍 5 克　干姜 5 克
>
> 细辛 2 克　五味子 3 克　半夏 5 克　炙甘草 3 克
>
> 石膏 15 克

三剂。愈。

讨论：一诊发热，咳喘痰鸣，流清涕，脉浮，苔白腻，是表寒里饮，因孩子小，是否恶寒不得而知。舌红是里热。证属表寒里饮夹郁热。因近段支原体肺炎患儿较多，大多从湿热论治，本例有舌红苔白腻，故心中无主，举棋不定，思考再三，喘为主证，试开一剂小青龙加石膏汤，观察疗效。二诊热退，喘平，知此前思路正确，减前方量续治咳嗽。表解里清而愈。支原体肺炎大多表现为湿热证，但间或也有表现为寒者，本例即是。故临证时，应以临床表现为辨证依据，方不致误。

8. 外寒内饮咳喘医案

王某，男，3 岁。

初诊：2018 年 12 月 14 日。咳嗽一天，就诊时见：咳嗽，气喘，流清涕，喉中痰鸣，无汗，舌淡苔白，脉浮。

外受风寒，内有痰饮，治宜解表化饮。

予小青龙汤加味：

> 桂枝6克　白芍6克　麻黄6克　干姜5克
>
> 细辛2克　半夏5克　五味子5克　炙甘草5克
>
> 杏仁6克　苏子6克　炒莱菔子5克

三剂。

二诊：2018年12月17日。咳喘均止，喉中有痰，不易咯出，二陈汤合三子养亲汤，3剂，愈。

讨论：小青龙汤外散风寒，内蠲水饮，为治疗外寒内饮而见恶寒、发热、无汗、咳喘、痰白清稀之证的常用方。该病例为典型的小青龙汤证，流清涕、脉浮为寒邪在表，咳喘为水饮内停、肺失宣降。用小青龙汤加杏仁、苏子，解表散寒，温肺化饮，降气止咳。二诊外证已解，咳喘也平，喉中有痰，用二陈汤合三子养亲汤，祛痰以善后。

9. 过敏性鼻炎伴咳喘医案

李某，女，54岁。

初诊：2018年6月9日。过敏性鼻炎病史半年。近一周来咳嗽、气喘，痰白清稀，鼻痒，流涕，口干苦，舌淡苔白滑，脉沉细。

饮邪郁肺。

小青龙汤加味：

桂枝 10 克　白芍 10 克　麻黄 10 克　干姜 10 克

细辛 6 克　半夏 10 克　五味子 10 克　炙甘草 6 克

杏仁 10 克　苏子 15 克　黄芩 10 克

五剂。

二诊：2018 年 6 月 14 日。咳嗽、气喘愈。鼻痒，时流清涕，便溏，平时易感冒，常有胃酸，舌淡苔白，脉沉细。

予参芪地黄汤合玉屏风散加味：

西洋参 10 克　黄芪 30 克　生地 30 克　山药 15 克

山萸肉 15 克　云苓 10 克　泽泻 10 克　牡丹皮 10 克

白术 10 克　防风 5 克　桔梗 10 克　薄荷 10 克

蝉蜕 10 克　黄连 6 克　半夏 10 克　吴茱萸 2 克

五剂。

后以上方加减服用十剂，2018 年 6 月 28 日，患者四诊时，过敏性鼻炎也愈。

讨论：一诊咳嗽、气喘，痰白清稀，并无明显外感，为肺寒饮停，用小青龙汤温肺化饮。口干苦，为饮邪郁久化热，故加黄芩清热。二诊咳喘均止，主要治疗过敏性鼻炎，以参芪地黄汤合玉屏风散加味，补肾固表通窍，治疗过敏性鼻炎，也获痊愈。

六、桂枝汤

1. 外感久治不愈，汗出、身痛医案

刘某，男，45 岁。

初诊：2022 年 10 月 5 日。半月前感冒，有低热，自服西药不效。又在某个体诊所服中药三剂，不效。就诊时见：不发热，怕风，动则汗出，轻微身痛，倦怠乏力，食欲不振，偶有干呕，舌淡，苔白水滑，脉弱。

> 予桂枝汤加味：
>
> 桂枝 10 克　白芍 12 克　炙甘草 6 克　人参 10 克
>
> 陈皮 10 克　生姜 10 克　大枣 4 克

三剂。

首剂服后啜热稀粥一碗，盖被取汗。

2022 年 10 月 9 日带爱人来诊，言服上药一次，喝热粥后，小汗出，其病若失。服完三剂，已恢复如初。

讨论：素体本虚，复感寒邪，治不得法，过汗而致迁延不愈。畏风，汗出，身痛，脉弱，为营卫不和，以桂枝汤解肌散寒，调和营卫。加人参益气，陈皮和胃，服后喝热粥，助其小汗出。汗出邪去，营卫调和而愈。

2. 入睡困难伴痰多医案

李某，男，8 岁。

初诊：2022 年 7 月 15 日。

一月来入睡困难，多梦，易醒，痰多，色白，易咯出，食欲不振，动则汗出，舌淡，苔白水滑，脉弱。

予半夏桂枝汤加味：

　半夏 10 克　桂枝 9 克　白芍 6 克　炙甘草 3 克

　生姜 10 克　大枣 4 枚　生龙骨 15 克　生牡蛎 15 克

　高粱米 15 克

五剂，愈。

讨论：吴鞠通《温病条辨》下焦篇三十一条："温病愈后，嗽稀痰而不咳，彻夜不寐者，半夏汤主之。"下焦篇三十二条："饮退得寐，舌滑，食不进者，半夏桂枝汤主之。"半夏桂枝汤为半夏汤与桂枝汤之合方，用于温病热邪已退，中虚饮停而导致的不寐及食不进。此例并非热病后期，但痰多色白，入睡困难，伴食欲不振，舌淡，苔白水滑，为中焦虚寒，痰饮停聚。吴鞠通曰："盖阳令下交于阴则寐。胃居中焦，为阳气下交之道路，中寒饮聚，致令阳气欲下交而无路可循，故不寐也。"自汗为营卫不和。故用半夏桂枝汤，和胃逐饮，调和营卫，加龙牡固涩止汗，镇静安神。饮退胃和，营卫复健，不寐汗出均愈。

七、桂枝加附子汤

1. 过敏性鼻炎医案

王某，男，16岁。

初诊：2020年8月4日。过敏性鼻炎病史一年。去年立秋前后出现鼻痒，流涕，服抗过敏西药后缓解。近日鼻炎又作，晨起即鼻痒，流清涕，喷嚏连连，伴自汗，怕冷，口干，舌红苔少，脉沉弱。

予桂枝加附子汤加味：
桂枝10克　白芍15克　炙甘草6克　制附子10克
煅龙骨30克　煅牡蛎30克　浮小麦30克　白薇10克
生姜15克　大枣4枚

五剂。

二诊：2020年8月10日，鼻痒，流涕，喷嚏止，仍自汗，怕冷，上方继服五剂。2020年8月22日电话随访，诸症悉愈。

讨论：自汗，怕冷，脉沉弱，是桂枝证，加制附子温阳；舌红口干为夹虚热，加白薇清虚热；涕汗不止，加龙骨、牡蛎、浮小麦涩涕止汗。肺肾同治，温肾阳，散肺寒，调和营卫，兼以固涩，而得速愈。

2. 感冒后低热不退医案

李某，男，46岁。

初诊：2021年6月11日。一月前感冒，自服西药，输液及服中药均不愈。就诊时见：每晚有低热，体温37℃左右，白天体温正常，全身怕冷，多汗，身疼痛，精神萎靡，乏力，食欲不振，舌略红，苔少花剥，脉沉弱。

予桂枝加附子汤加味：

桂枝10克　白芍10克　制附子10克　炙甘草6克

白薇10克　生姜15克　大枣4克

三剂。

复诊：2021年6月17日。服上药，热退，汗止，身痛也解，已不怕冷。仍感乏力，食欲差，口干，舌略红苔少，脉细。

予异功散加味：

人参10克　炒白术10克　茯苓10克　陈皮10克

山药30克　石斛30克　焦山楂10克　麦冬15克

神曲10克　炒麦芽10克　五味子6克　炙甘草6克

五剂，愈。

讨论：虚人感寒，治不得法，迁延不愈。一诊发热，恶寒，多汗，脉弱，是桂枝证。脉见沉弱，是阳虚，加制附子温阳。舌红苔花剥是夹虚热，故加白薇清虚热。二诊表证解，乏力，食欲不振，舌红苔少花剥为脾之气阴两虚，用异功散加山药、石斛、麦冬、五味子等，益气养阴而愈。

3. 误汗后汗出不止医案

刘某，女，30岁，网诊患者。身高165厘米，体重60千克。

初诊：2020年11月20日。从前一晚开始发热，体温38.6℃，伴恶寒，全身肌肉关节疼痛，微咳，无痰，无汗，咽不痛，舌淡苔白。

> 予麻黄汤：
>
> 麻黄15克　桂枝10克　杏仁10克　炙甘草6克

一剂顿服。

二诊：2020年11月21日。患者反馈，服上药，盖被助汗。四十分钟后，开始出汗，汗出湿衣。晨起体温正常，身痛解。但仍出汗，动则更甚，倦怠乏力，食欲不振，舌淡苔白。

> 予桂枝加附子汤加味：
>
> 桂枝10克　白芍10克　制附子10克　炙甘草6克
> 黄芪30克　神曲10克　生姜15克　大枣4枚

三剂。

反馈：2020年11月24日，诸症愈。

讨论：一诊发热，恶寒，身痛，无汗，舌淡苔白，为太阳伤寒，风寒束表，因是网诊，脉象无从得知，用麻黄汤发汗解表。服后汗出热退，但汗出过多，又加倦怠乏力，为发汗太过，营卫不和，阳随汗泄，故二诊用桂枝汤调和营卫，加制附子、黄芪益气温阳固表。这提示我们在治疗外感病时，除了重视症状，还要根据患者体质、脉象等，科学评估、制定合理治疗方案，避免网诊风险。病例中列出了患者的身高、体重等信息，意在评估体质状况，弥补因网诊无脉象的缺陷。

4. 发热过汗，汗出不止医案

雷某，男，42岁。

初诊：2021年6月3日。感冒一周。初起有发热，恶寒，自服药不愈。6月2日，前医用中药一剂，服后汗出淋漓，病仍不解。今晨就诊时见：不发热，头恶风，汗出不断，动则尤甚。全身有难以言状的不适，精神萎靡，食欲极差，昨已一天未进食，少气懒言，舌淡苔白，脉沉弱。

> 予桂枝加附子汤：
> 桂枝10克　白芍10克　制附子10克　炙甘草6克
> 生姜15克　大枣4枚

三剂。

二诊：2021年6月6日。恶风止，仍有微汗，精神食欲转好，有微咳，少量白痰，脉弱。

> 予桂枝加厚朴杏子汤：
> 桂枝10克　白芍10克　炙甘草6克　杏仁10克
> 厚朴15克　生姜15克　大枣4枚

三剂。

6月8日晨反馈：已愈。

讨论：太阳病，发汗太过，损伤阳气，表邪未解，漏汗不止，而成坏证。

《伤寒论》第 **20** 条：太阳病，发汗，遂漏不止，其人恶风，小便难，四肢微急，难以屈伸者，桂枝加附子汤主之。

恶风为表证仍在，汗出、脉沉弱为里阳已虚。用桂枝汤调和营卫，加附子温肾固摄。二诊仍有微汗，小咳，续用桂枝汤调和营卫，加杏仁、厚朴降气止咳而愈。

5. 发汗太过，汗出不止医案

宋某，男，32 岁。

初诊：2022 年 2 月 22 日。

自述一周前感冒，有轻微发热，在当地诊所予柴胡注射液、安痛定注射液及地塞米松肌注，共治疗四次，全身不适加重。就诊时见：不发热，恶寒，自汗，动则益甚，精神萎靡，倦怠乏力，舌淡，苔薄白，脉沉弱。

> 予桂枝加附子汤：
>
> 桂枝 10 克　白芍 10 克　附子 10 克　炙甘草 6 克
>
> 生姜 10 克　大枣 4 克

三剂。

首剂服后喝热粥，盖被助汗。

2022 年 2 月 23 日早带女儿就诊，言上药服半剂，喝热粥后有小汗出，酣睡三小时后，神清气爽，已无不适，停药。

讨论：

《伤寒论》第**20**条：太阳病，发汗，遂漏不止。其人恶风，小便难，四肢微急，难以屈伸者，桂枝加附子汤主之。

虚人感寒，发汗太过，表邪不解，里阳已虚。表邪不解则恶寒，阳虚不摄则多汗。脉沉弱亦为阳虚之候，为太阳与少阴合病。用桂枝加附子汤，温阳解表，汗出邪去而安。

6. 外感后喷嚏、流涕不止医案

张某，男，50岁。

初诊：2021年1月10日。素患过敏性鼻炎，去年已治愈。半月前感冒，经西药治疗不愈，迁延至今。就诊时见：不发热，微恶寒，动则出汗，鼻塞甚，昼夜不通，打喷嚏，大量水样涕，舌淡苔白滑，脉浮弱。自认为是过敏性鼻炎复发，用二联抗过敏西药也无效。

予桂枝汤加味：

桂枝10克　白芍10克　附子20克　炙甘草6克
生姜15克　大枣4枚

三剂。

嘱首剂服后喝热粥助汗。

反馈：患者服第一剂后，出小汗，恶寒、汗出止，鼻塞改善，喷嚏、水样涕减少。三剂服完，诸症皆愈。

讨论：正气不足，复感外邪，治不得法，迁延不愈。恶寒、汗出、脉浮弱，为太阳中风。唯出汗多，为阳虚卫外不固。

《伤寒论》第 20 条：太阳病发汗，遂漏不止，其人恶风，小便难，四肢微急，难以屈伸者，桂枝加附子汤主之。

故用桂枝汤祛风解肌，调和营卫，重加附子温阳散寒，固表止汗。服后得小汗出，营卫和而诸症皆愈。

八、桂枝加芍药生姜各一两人参三两新加汤

1. 感冒久治不愈医案

程某，女，48岁。

初诊：2020年12月15日。一月前感冒，中西治疗不愈。一月来怕冷，动辄汗出，乏力，咳嗽，痰多色白，舌淡、苔白滑，脉沉弱。

予新加汤加味：

桂枝10克　白芍15克　制附子10克　人参10克
杏仁10克　厚朴15克　陈皮10克　半夏10克
茯苓10克　干姜10克　细辛6克　炙甘草6克
生姜15克　大枣4枚

三剂。

二诊：2020年12月20日。前症已愈，因便秘就诊。

讨论：素体正虚，复感外邪，治不得法，迁延不愈。怕冷，汗出，是桂枝证。咳嗽为寒饮在肺。用新加汤加制附子益气温阳，散寒解表。合二陈汤止咳化痰，加干姜、细辛，温肺化饮，表解里和，诸症悉解。

2. 外感不愈，恶寒、动辄汗出医案

刘某，女，17岁。

初诊：2019年12月21日。半月前感冒，迭经中西治疗，

至今不愈。就诊时见：体温正常，但时时恶寒，流涕，打喷嚏，动辄汗出，身疼，咳嗽，少量白痰，舌淡苔白，脉沉细。

予新加汤加味：

> 桂枝 10 克　白芍 15 克　人参 10 克　制附子 10 克
> 杏仁 10 克　厚朴 15 克　炙甘草 6 克　生姜 15 克
> 大枣 4 枚

三剂，愈！

讨论：外感失治，正虚而邪不去。自汗、恶寒为太阳中风，身疼为气血不足，脉沉细为少阴阳虚。证属太少两感，故用新加汤解肌祛风，调和营卫，益气养血，加制附子温阳固表，杏仁、厚朴宣肺止咳。为太阳少阴同治之法，宜与麻黄附子细辛汤互参。

3. 感冒一周，恶寒、身痛不愈医案

梁某，女，34 岁。

初诊：2020 年 7 月 5 日。一周前感冒，自服药不愈。就诊时见：不发热，恶寒，出汗，全身疼痛，咳嗽，少量白痰，口干口苦，舌质淡，舌尖红，苔白，脉浮弱。

予新加汤加味：

> 桂枝 10 克　白芍 15 克　人参 10 克　杏仁 10 克
> 厚朴 15 克　石膏 30 克　炙甘草 6 克　生姜 15 克
> 大枣 4 枚

三剂。愈。

讨论：恶寒，自汗，身疼，脉浮弱，是虚人外感，气血不足。咳嗽为寒郁肌表，肺气不宣。舌尖红，口干苦，为夹有郁热。故用新加汤祛风解肌，调和营卫，益气养血。加杏仁、厚朴宣肺降气止咳，加石膏兼清郁热。桂枝汤证兼有郁热，加石膏并不多见，此案为桂枝汤又一活用法，有一定参考意义。

4. 误汗后汗出、身痛医案

陈某，女，60岁。

初诊：2019年3月18日。发热一天，体温40℃，恶寒，身痛，无汗，偶有干呕，食欲不振，乏力，精神差，舌淡，苔白，脉浮而数。

予葛根加半夏汤：

葛根30克 麻黄15克 桂枝12克 白芍10克
半夏10克 炙甘草6克 生姜15克 大枣4枚

二剂。

二诊：2019年3月19日，上药服一剂后，大汗出，但热不减，身痛，恶寒更甚。查体温：38.9℃，舌淡苔白，脉浮弱。

予新加汤加制附子：

桂枝10克 白芍10克 人参10克 炮制附子10克
炙甘草6克 生姜15克 大枣4枚

三剂。

反馈：上药中午12点服一剂，热不退。下午2点再进一剂。

晚六点时热稍减，继服第三剂。

三诊：2019 年 3 月 20 日，热退，身痛亦愈。动则微汗。诉平素易感冒，感则缠绵不愈。去年一月份曾感冒，在本地治疗一月不愈，后又在省中医院住院半月。要求继续调理。

予新加汤加味：

桂枝 10 克　白芍 15 克　人参 10 克　炮制附子 10 克

黄芪 30 克　炙甘草 6 克　生姜 15 克　大枣 4 枚

五剂，渐愈。

讨论：一诊时，患者高热，恶寒，身痛，无汗，舌淡苔白，脉浮而数，似麻黄汤证。但患者年龄大，体质弱，脉虽浮数但弱，斟酌再三，选了相对温和的葛根加半夏汤。但服后仍然大汗出而热不退，身痛，恶寒更甚。显然是发汗太过，表阳更虚，气血不足。

桂枝汤方后注云：

若一服汗出病瘥，停后服，不必尽剂。若不汗，更服依前法，又不汗，后服，小促其间。半日许，令三服尽。

病重者，一日一夜服，周时观之。服一剂尽，病证在者，更作服。若汗不出，乃服至二三剂。

参照原方服法，二诊时嘱咐患者半日内服三剂，而得热退。三诊时，患者体温正常，身痛也愈，仍有微汗出。继以上方加黄芪，调和营卫，益气温阳固表，此时治疗重点不在解表，而在补益脾胃，调和阴阳，渐次调理而愈。

5. 外感迁延，自汗、身痛医案

刘某，男，61岁。

初诊：2型糖尿病史二十余年，身体羸瘦。半月前感冒，自服药治疗，至今不愈。就诊时见：自汗，怕冷，全身肌肉疼痛，体温正常，乏力，精神差，舌淡，苔白，脉沉弱。

> 予桂枝新加汤：
>
> 　　桂枝10克　白芍15克　人参10克　炙甘草6克
> 　　生姜15克　大枣4枚

三剂，愈。

讨论：感冒后迁延不愈，除了见到恶寒、自汗、脉弱等太阳中风的症状外，突出的表现是全身肌肉疼痛，神倦乏力，脉沉而弱。

《伤寒论》第62条：发汗后，身疼痛，脉沉迟者，桂枝加芍药生姜各一两人参三两新加汤主之。

故用桂枝新加汤，解肌祛风，调和营卫，益气养血。太阳中风，不论已汗、未汗，身体疼痛表现突出者，常为本方适应证。

6. 外感过汗，恶寒不解伴心悸病例

刘某，女，83岁。

初诊：2019年2月26日。半月前感冒，发热，恶寒，身痛，用中药治疗，前医先后用人参败毒散7剂，病不愈。后又找另一中医诊治，用中药三剂（药不详）。病不解而反剧。迁延不愈，

病热日增，渐至不起。就诊时见：体温正常，恶寒，汗出，身疼，头面浮肿，精神萎靡，食欲不振，胃脘部悸动不安，走路摇晃，需搀扶而行，舌淡苔白，脉沉细无力。

予桂枝加芍药生姜各一两人参三两新加汤：

　　桂枝 10 克　白芍 15 克　人参 10 克　炙甘草 6 克
　　生姜 15 克　大枣 4 枚

三剂。

二诊：2019 年 3 月 1 日。服上药三剂，恶寒，身痛解，头面浮肿也消，仍有微汗出，心下悸动，下半身怕冷，精神食欲转好，舌淡苔白，脉沉细无力，时有中止。心电图示：频发室早。上方加附子 10g，茯苓 15g，生龙骨、生牡蛎各 30g。五剂。

三诊：2019 年 3 月 7 日。时有心悸，余症均解，已能自行前来就诊，舌淡苔白，脉沉细。

用炙甘草汤：

　　炙甘草 15 克　人参 10 克　桂枝 10 克　麦冬 15 克
　　生地 15 克　阿胶 10 克　火麻仁 15 克　大枣 10 枚
　　生姜 15 克

黄酒引，五剂。

四诊：2019 年 3 月 12 日。面色转红润，精神好，偶有心悸，继用上方调治，渐愈。

讨论：患者为一高龄老人，气血不足，复感外邪，前医屡用人参败毒散发虚人之汗，外邪不解，气血愈虚，故病不减而反增，渐成坏病，迁延难愈。一诊时见恶寒，身痛，汗出，为过汗，表邪不解，气营两伤，故用桂枝新加汤调和营卫，益气和营；二诊，表证解，但仍有汗出，心悸，下半身怕冷，为营卫不和，阳虚饮动，故加附子温阳，加茯苓、生龙骨、生牡蛎，仿苓桂术甘汤意，温阳化饮定悸；三诊，外证已解，偶有心悸，为阴阳气血俱不足，用炙甘草汤温阳复脉，滋阴养血，缓以治本，渐次调理而愈。

九、桂枝加厚朴杏子汤

1. 发热伴汗出、咳嗽医案

张某，女，45岁。

初诊：2016年6月25日。昨日下乡，烈日下劳作后，即汗出不止。昨晚回家后，开始发热，就诊时见：发热，体温37.8℃，汗出湿衣，恶寒，咳嗽，咽痒，咯少量白痰，全身无力，精神差，舌淡苔白，脉浮缓。虽在夏日，但患者表现为典型的太阳中风证。

解表散寒，宣肺止咳。

予桂枝加厚朴杏子汤加味：

桂枝10克　白芍10克　炙甘草6克　杏仁10克

川朴15克　桔梗10克　生姜15克　大枣4枚

3剂。

反馈：服一剂热退，汗出减少，三剂诸证皆愈。

讨论：

病例为一中年妇女，发病在夏日。由烈日下劳作而发，但表现为发热，恶寒，汗出不断，脉浮缓。审证求因，仍认为是一个典型的太阳中风证，咳嗽，少量白痰，为寒邪袭表，肺气不宣，选桂枝加厚朴杏子汤，解表散寒，宣肺止咳而愈。

十、羌活胜湿汤

1. 恶寒伴身重医案

张某，女，34岁。

初诊：2018年1月16日，恶寒、身痛三天，经西药治疗不解。就诊时见：恶寒、头身困重，全身肌肉酸痛，体温37℃，流涕，喷嚏，咳嗽，咯少量白痰，舌淡苔白腻，脉浮细。

> 寒湿在表，予羌活胜湿汤加味：
>
> 羌活10克　独活10克　川芎10克　蔓荆子15克
> 藁本10克　防风10克　炙甘草10克　桔梗10克
> 杏仁10克　荆芥10克　前胡10克　生姜15克

3剂。

二诊：2018年1月19日。恶寒、身痛解，仍有鼻塞、流涕，微咳，少量白痰，全身乏力，舌苔转薄，脉细。湿去寒未解，正气不足，予参苏饮加减：

> 人参10克　苏叶10克　葛根10克　陈皮10克
> 半夏10克　茯苓10克　枳壳10克　桔梗10克
> 甘草6克　生姜15克　大枣4枚

三剂，愈。

讨论：一诊主证为恶寒、身重，全身肌肉疼痛，苔白腻，为寒湿在表，故选羌活胜湿汤，散寒除湿。加了荆芥、防风、桔梗、杏仁、前胡，以加强原方散寒解表、宣肺止咳的力量。二诊恶寒、身痛解，舌苔转薄，但仍有鼻塞，流涕，咳嗽，全身无力，为湿去而表寒未解，正气不足之象，用参苏饮益气解表，理气化痰而愈。

2. 发热伴头痛医案

这是 2020 年武汉疫情期间，同师门师妹约看的网诊患者，我根据师妹的病历整理而成。

徐某，男，15 岁，身高 1.85 米，体重 75 千克。高二学生，现居湖北洪湖。

初诊：2020 年 1 月 25 日。寒假几天一直在家没有外出。1 月 22 日吃了奶奶油炸的食物过多，加上整日电玩没有活动，次日现腹痛，家人皆言食积。自服保和丸两次，排下颇多。

1 月 24 日，腹痛止，但发烧头痛，起不来床。上午 10 点左右，37.6℃。自感头痛，食欲不振，浑身乏力。一上午反复发烧。

当时疫情紧张，街上店铺关门，家长情急之下，用煮生姜可乐水，吃了两碗稀粥，盖被发汗。汗出体温稍降，半小时后又烧到 37.9℃。下午 6:30 服用小柴胡颗粒 2 包，晚上 10 点又吃了两包。但体温不降，在 37.5℃左右徘徊一夜。

1 月 25 日仍旧头痛如箍。

全家人恐惧揪心不已。为了不延误病情，师妹邀网诊。

刻诊：除上述情况外，不怕冷，小便黄，每天有大便，大便偏软，无咽痛，无咳嗽。反复低烧，头痛像被捆住。舌质淡，苔白，中根部白腻稍黄。

> 予羌活胜湿汤加味：
>
> 　羌活 10 克　独活 10 克　蔓荆子 15 克　藁本 10 克
> 　防风 10 克　甘草 6 克　川芎 10 克　杏仁 10 克
> 　滑石 30 克　竹叶 10 克

两剂。

一剂只煎煮一遍，并服完。一天服完两剂。

1 月 26 日上午 8:42：患者醒来测体温 36.5℃。家属言夜里已经退至正常体温。睡眠安适。只有轻微头痛。舌淡，苔白，根部转黄腻。

> 予三仁汤加减：
>
> 　杏仁 10 克　白蔻仁 10 克　生薏仁 30 克　半夏 10 克
> 　厚朴 15 克　通草 6 克　滑石 30 克　竹叶 15 克
> 　柴胡 15 克　黄芩 15 克　茵陈 30 克　连翘 15 克
> 　芦根 30 克

两剂。

每剂煎一次，顿服，一天吃两次。

1 月 26 日上午 11:23：患者体温 36.4℃。饮食正常，舌根部厚腻苔进一步退去。湿热未尽，嘱继服第二剂。

1 月 26 日下午 5:40：量体温 36.5℃。下午不头疼，精神爽慧，玩耍自如。大便三次，均软便。肠胃好，浑身无不适。

讨论：患者发病时正值武汉疫情高峰时期。洪湖区为重灾区。发热不退，家属惶恐不安。一诊时，主证是头痛，伴发热，食欲不振，浑身乏力，舌质淡，苔白，中根部白腻稍黄。考虑是一个寒湿在表的证候。小便黄，舌苔根部稍黄，为兼有郁热，故用羌活胜湿汤散寒除湿以解表，加杏仁、滑石、竹叶略加清利。二诊身热已退，舌苔根部转黄腻，表解而见湿热之象，用三仁汤宣畅气机，清化湿热。患者初起发热，自用小柴胡汤而不效，在于其病因为寒、湿、热相兼，并无少阳证。寒湿在表，兼有郁热，故用羌活胜湿汤为主，散寒除湿以解表，表解热退，苔转黄腻，湿热尽显，继用三仁汤清利湿热，则表解里清而愈。这提示我们六淫相兼为病，要根据感邪之轻重缓急，治疗时要次第有序，才能取得良好效果。

十一、麻黄附子细辛汤

1. 外感发热兼窦缓医案

成某，男，62岁。

初诊：2019年6月26日。发热三天，肌注柴胡、安痛定热不退。就诊时见：发热，体温38.4℃，恶寒，无汗，全身乏力，精神倦怠，舌淡苔白，脉沉迟而弱。心电图示：心率48次/分，窦缓。

> 麻黄附子细辛汤：
>
> 　　麻黄10克　制附子10克　细辛6克

二剂。

二诊：2019年6月28日，上药服一剂，热退，止后服。

复查心电图，心率60次/分。诉平时易疲劳，常有怕冷，要求继续调理，予肾气丸合麻黄附子细辛汤。

讨论：

《伤寒论》301条：少阴病，始得之，反发热，脉沉者，麻黄附子细辛汤主之。

发热，恶寒，无汗，证似麻黄，但脉迟弱甚，为阳虚外感之证。故用麻黄附子细辛汤，温肾解表。外感病中，脉诊非常重要，勿犯虚实之诫！

2. 过敏性鼻炎医案

刘某，男，50岁。

初诊：2021 年 1 月 2 日。曾患过敏性鼻炎十余年，去年用中药治愈。今冬天气转冷后又有发作，自服去年方（肾气丸合麻黄附子细辛汤）不效。就诊时见：每晚零点至一点，鼻痒，喷嚏，流涕。白天无症状，伴少量白痰，入睡困难，多梦，怕冷，舌质红，有裂纹，中根部苔白腻，脉沉细。

予麻黄附子细辛汤加味：
麻黄 10 克　制附子 10 克　细辛 6 克　生地 30 克
当归 15 克　干姜 10 克　人参 10 克　茯神 15 克
生龙骨 30 克　生牡蛎 30 克　半夏 12 克　炙甘草 6 克

五剂。

反馈：上药服一剂，当晚喷嚏流涕止。五剂服完，睡眠差也改善。患者畏中药苦，停药。近期效好，远期疗效待观察。

讨论：过敏性鼻炎，其标在肺，其本在肾。根据患者症状及舌脉，为肾之阴阳两虚，肺寒夹饮。故用麻黄附子细辛汤温肾阳，散肺寒为主，加生地、当归滋肾阴，半夏、干姜温肺化饮。人参、茯神、生龙牡益气安神。方中用了甘草，调和诸药。与制附子、干姜、人参、茯神相伍，寓茯苓四逆汤意。

3. 恶寒伴下肢水肿医案

赵某，女，78岁。

初诊：2014年7月。患者因冠心病、心衰而入住心内科，经治疗心衰缓解，即将出院时患感冒，经治疗不缓解。会诊时见：恶寒、不发热，身倦少言，嗜睡，精神恍惚，答非所问，下肢肿，舌暗，苔白水滑，脉沉细，证属阳虚水泛，兼感寒邪。

予麻黄附子细辛汤合真武汤：

麻黄6克　细辛6克　附子10克　茯苓15克

白术10克　白芍10克　生姜15克　人参10克

3剂。

服上药，下肢水肿减轻，恶寒解，精神较前好，患者出院。半月后，因心衰再次入院，治疗无效，死亡。

讨论：患者为高龄老人，此前因心衰多次入住心内科。素体阳虚，复感寒邪，兼有饮停，故用真武汤温阳利水，麻黄附子细辛汤温阳解表，加人参大补元气，温补元阳，表里同治，温肾解表与利水并行，而得暂效。

十二、五积散 ──────────

1. 发热伴上腹疼痛医案

张某，女，25 岁。

初诊：2021 年 9 月 17 日。中秋将至，患者多食生冷水果及滋腻之物，又受外寒。昨晚开始发热，今晨来诊：发热，体温37.5℃，怕冷，无汗，全身疼痛，上腹胀满，疼痛欲呕，大便三日未行。适逢经前期，胸闷乳胀，少腹坠胀不适。舌淡，苔白厚腻，脉浮紧。

予五积散加减：

麻黄 10 克	桂枝 10 克	白芷 10 克	陈皮 10 克
厚朴 15 克	当归 10 克	川芎 10 克	白芍 15 克
茯苓 10 克	桔梗 10 克	苍术 10 克	枳壳 10 克
半夏 10 克	干姜 10 克	甘草 6 克	香附 10 克

二剂。

反馈：服一剂，汗出，热退，胃痛止。两剂服完，诸症悉愈。恰逢月经来潮，行经顺畅，无痛经。以前每次月经来时，腹痛，有血块，很痛苦。这次月经正常，患者异常欣喜。

讨论：五积散出自《太平惠民和剂局方》（以下简称《局方》）。主治外感风寒，内伤生冷，身热无汗，头痛身痛，项背拘急，胸满恶食，呕吐腹痛，寒热往来，脚气肿痛，冷秘寒疝，寒症恶寒无汗，妇人经水不调等。本方能散寒冷积、食积、气积、血积、痰积，故名五积。有解表散寒，温中除湿，行气和血之功。发热，恶寒，无汗，全身疼痛，脉浮紧，是寒邪在表；上腹胀满，疼痛欲呕，舌淡苔白厚腻，大便不行，是寒湿食积；胸闷乳胀，少腹坠胀，是经前期气血郁滞。综合脉证，为外感风寒，内伤生冷，气血郁滞之证，用五积散，解表散寒，温中除湿，消食化积，行气和血。因在经前期，胸乳胀痛，故加香附疏肝理气，与方中归芎等配伍，增强原方行气和血之力。一服通解表里之寒冷，又有调经之功，而得表里之症俱解。

十三、杏苏散

1. 小儿咳嗽月余医案（肺炎支原体感染）

刘某，女，5岁。

初诊：2021年12月27日。咳嗽一月余，中西治疗不愈。就诊时见：不发热，咳嗽，痰少不易咯出，偶有流清涕，舌略红，苔白腻，脉略数。肺炎支原体血清学试验1:80。

予杏苏散加味：

> 杏仁6克　苏叶6克　陈皮6克　半夏6克
> 茯苓6克　枳壳6克　桔梗6克　前胡6克
> 厚朴9克　黄芩3克　炙甘草5克　甜叶菊2克
> 通草2克　生姜2片　大枣2枚

三剂。

二诊：2021年12月30日。咳嗽大减，十去其八，仍有微咳，痰少，鼻涕黄，舌略红，苔白腻但较前薄，脉细。上方加滑石9克，三剂，愈。

讨论：这是一个肺炎支原体感染的轻症患者，症状不重，但咳嗽迁延不愈。支原体感染多属湿热为患，初诊不发热，咳嗽少痰，舌略红，苔白腻为湿多热少之象，流清涕是兼表，故用杏苏散解表化痰祛湿，加厚朴、通草、黄芩祛湿清热。二诊咳嗽减，微咳痰少，涕黄，苔转薄，表寒去，湿减热不尽，上方加滑石，为杏仁滑石汤意，辛开苦泄，祛湿清热，化痰止咳而愈。

2. 咳嗽伴流涕医案（肺炎支原体感染）

刘某，女，17月。

初诊：2021年12月13日。咳嗽一周，西医治疗不效。就诊时见：咳嗽，昼夜不停，喉中痰鸣，不发热，流清涕，舌略红，苔白腻。肺炎支原体血清学试验1∶320。

予杏苏散加味：

　　杏仁5克　苏叶5克　半夏5克　陈皮5克
　　前胡5克　桔梗5克　枳壳5克　茯苓5克
　　炙甘草3克　甜叶菊2克　生姜2片　大枣2枚

二剂。每剂水煎成200毫升，分四次服用。

二诊：2021年12月15日。咳嗽减，白天基本不咳，睡前微咳，流涕止，精神转佳，舌略红，苔转薄白，上方去生姜，二剂，愈。

讨论：支原体感染，湿热证多见，寒证较少。本例不发热，流清涕，咳嗽痰多，苔白腻，表寒为主，虽有舌稍红，但热象不著。故以散寒解表为治，选用了杏苏散，散寒解表，化痰止咳。二诊咳减痰少，因舌略红，故去生姜之辛温，温肺化痰止咳而愈。

3. 发热伴咳嗽、咽痛医案

杜某，男，23岁。

初诊：2022年10月14日。网诊患者。发热两天，体温38℃左右，恶寒，无汗，身微疼，咳嗽，流涕，痰多，白痰为主，夹少量黄痰，咽痛，舌淡，苔白滑。

予杏苏散加味：

杏仁 10 克	苏叶 10 克	葛根 15 克	半夏 10 克
陈皮 10 克	前胡 10 克	枳壳 10 克	桔梗 10 克
茯苓 10 克	炙甘草 6 克	大枣 4 枚	黄芩 10 克
连翘 15 克			

二剂。

2022 年 10 月 15 日反馈：上药服一剂，汗出，热退，咳嗽也止。

讨论：这是一个网诊患者，症状表述很明确，唯舌照有色差，反复核对，颇费心思。发热，流涕，恶寒，无汗，身疼，是有表。咳嗽，有多量白痰，少量黄痰，咽痛，是夹痰而有郁热。寒邪束表，夹痰夹热，用杏苏散解表散寒，化痰止咳。发热较甚，加葛根，加强原方散寒解表之力。有咽痛，为有郁热，去生姜之辛温，加黄芩、连翘解毒利咽。表里同治，寒热并用，一剂表解而里清，痰去咳止，方虽简，效却宏，方证相应，迅速见效。

本案外有寒邪束表，内有痰饮郁肺，兼有郁热而致咽痛。初拟以小青龙加石膏汤，因夹有黄痰，且伴咽痛，虑麻桂之辛温，而改用了杏苏散加减，效果满意。这提示我们治疗外感病，尤其是寒热错杂，表里同病时，要根据表里寒热的轻重，适当取舍，才能有满意效果。

十四、止嗽散

1. 咳嗽伴咽痒医案（咳嗽变异性哮喘）

高某，男，37岁。

初诊：2020年9月17日。咳嗽一月余，西医诊为咳嗽变异性哮喘，治之不效。就诊时见：咳嗽，咽痒，有异味及遇冷空气加重，痰不多，色白，不易咯出，晚上偶有气喘，舌淡苔白，脉沉弱。

予止嗽散加味：

桔梗10克	白前10克	紫菀15克	荆芥10克
陈皮10克	百部15克	前胡10克	防风10克
僵蚕10克	蝉蜕10克	当归15克	乌梅10克
炙甘草6克	杏仁10克	生姜15克	

五剂。愈。

讨论：咳嗽变异性哮喘为常见病，治疗有一定难度。治之不当，常迁延不愈。止嗽散为常用效方，加减得当，有满意效果。咽痒甚，加防风、僵蚕、蝉蜕祛风止痒，杏仁宣肺止咳，当归润燥。久咳不已，加乌梅收敛肺气。

2. 发热伴咳嗽医案

李某，女，55岁。

初诊：2022年7月13日。素患干燥综合征。发热一天，体温 37.8℃，微恶寒，少量出汗，咽痛甚，眼、口、鼻干燥，咳嗽，有白痰，轻微身痛，舌淡，苔薄白，脉浮弱。

予银翘散加味：

金银花 15 克　连翘 10 克　竹叶 10 克　牛蒡子 10 克

薄荷 10 克　荆芥 10 克　豆豉 10 克　桔梗 10 克

浙贝母 10 克　瓜蒌 15 克　甘草 6 克

二剂。

二诊：2022 年 7 月 14 日。服上药一剂，因咽痛在家自行用布地奈德雾化，咽痛稍减，但热不退，体温 37.5℃，咳嗽转剧，尽夜不停，少量白痰，略有恶寒，无汗，舌脉同前，停前药。

予止嗽散加减：

桔梗 10 克　白前 10 克　紫菀 15 克　荆芥 10 克

陈皮 10 克　百部 15 克　炙甘草 6 克

一剂。

三诊：2022 年 7 月 15 日。服上药，咳嗽大减，体温降至正常，精神好转。下午去超市购物，温度较低，晚上又开始发热，伴恶寒，流涕，无汗，身痛，仍有轻微咳嗽，舌淡，苔白，脉浮弱。

予止嗽散加味：

桔梗 10 克　白前 10 克　紫菀 15 克　荆芥 10 克

陈皮 10 克　百部 15 克　炙甘草 6 克　杏仁 10 克

苏叶 10 克　葛根 15 克　人参 6 克

二剂。

反馈：服后少量汗出，热退咳止。

讨论：这是一个特殊患者，畏中药苦，服药困难，因此每次开药，最多两剂，却因为误治及复感，迁延不愈。一诊低热，微恶寒，少量出汗，咳嗽，身痛，有白痰，舌淡，苔薄白，脉浮弱，应是典型的正虚感寒，咽痛是夹有郁热，口、眼、鼻干燥与干燥综合征相关。应散寒解表，兼清郁热。因咽痛口干，不敢用辛温，而用辛凉清解。服后热不退，咳嗽转剧，用止嗽散解表散寒，宣肺止咳。服后热退咳减。外感初愈，正气未复，调护不当，因购物再次受寒。发热，恶寒，无汗，身痛，咳嗽，舌淡，苔薄白，脉浮弱，为正气不足，复感寒邪，仍用止嗽散，加杏仁宣肺止咳，苏叶、葛根散寒解表，人参益气扶正。热退咳止而愈。

外感病初期寒热的辨别是一个非常复杂的问题。尤其是在寒热错杂时，如表寒夹里热，感热而兼表，寒热孰轻孰重，关系到治疗策略的正确与否，非常重要。本案初期不用辛温，而用辛凉，导致误治而病情加重，即是如此，应引起重视。

十五、小柴胡汤

1. 带状疱疹疼痛、不寐医案

康某，男，71 岁。

初诊：2020 年 5 月 12 日。胃癌术后三年。一周前因带状疱疹住院，治疗一周效不显。就诊时见：胸胁部满布暗红色皮疹，有水疱，疼痛剧烈，昼轻夜重，夜不能寐，舌红，苔稍腻，脉弦细。

予小柴胡汤加味：

柴胡 15 克　半夏 10 克　人参 10 克　黄芩 10 克

甘草 10 克　僵蚕 10 克　连翘 15 克　生薏苡仁 30 克

瓜蒌 45 克　红花 10 克　川牛膝 15 克　当归 10 克

生姜 15 克　大枣 4 枚

五剂。

5 月 20 日随访：疼痛止，已下地干活。

讨论：胃癌术后，正气不足。皮损局限于胸胁，为少阳经所过，且有热象，这是使用小柴胡汤的主要依据。加僵蚕、连翘、生薏苡仁、瓜蒌清热祛湿，川牛膝、当归、红花活血止痛。全方扶正祛邪，清热祛湿，活血止痛，切中病机，而得速愈。

2. 感冒后呕吐不止医案

李某，女，5 岁。

初诊：2020 年 6 月 13 日。6 月 7 日开始发烧，伴呕吐，腹泻，服西药治疗后，热退，腹泻止，但呕吐不愈。反复治疗，无效。迁延至今。就诊时见：干呕，进食及饮水更重，食欲不振，精神差，舌红苔少。

予小柴胡汤加味：

柴胡 10 克　半夏 6 克　太子参 10 克　黄芩 6 克　炙甘草 3 克　陈皮 6 克　生姜 2 克　大枣 2 枚

反馈：当晚服一剂，呕止，愈。

讨论：

《伤寒论》379 条：呕而发热者，小柴胡汤主之。

外感病过程中，表邪不解，入于少阳，胆热犯胃，常见呕吐。故呕是少阳病的主证之一。伴或不伴发热，都可用小柴胡汤和解少阳，降逆止呕。本例加陈皮，意在增强原方和胃止呕之力。

3. 发热、咽痛医案（化脓性扁桃体炎）

党某，男，23 岁。

初诊：2019 年 6 月 24 日。三日前开始发热，伴轻微咽痛，扁桃体肿大，有脓点，呼吸科予大剂青霉素静点。治疗三天后，咽痛减，但发热不退。就诊时见：发热，体温 39.6℃，不恶寒，咽部充血，扁桃体不大，小便时灼热感，舌红，苔白腻，脉弦数。

予小柴胡汤加味：

柴胡 30 克　半夏 10 克　人参 10 克　黄芩 20 克

甘草 6 克　石膏 60 克　瞿麦 10 克　萹蓄 10 克

白茅根 30 克　蒲公英 30 克　板蓝根 30 克　滑石 30 克

车前子 15 克

三剂。

当天服一剂，热退。三剂诸症悉愈。

讨论：患者就诊时，主证是发热，小便时烧灼感，使用小柴胡汤的依据并不充足。肖老师喜用该方治疗慢性肾衰及泌尿系感染引起的发热。受此启发，考虑发热与泌尿系感染相关，故选用了小柴胡汤，加石膏清气分之热，蒲公英、板蓝根解毒利咽，瞿麦、萹蓄、白茅根、滑石、车前子利尿通淋。此即仲景但见一症便是，不必悉具之意。

4. 咳嗽迁延不愈医案

李某，男，28 岁。

初诊：2020 年 5 月 16 日。一月前感冒，自服药后流涕喷嚏止，但咳嗽迁延不愈。中西治疗不效，迁延至今。就诊时见：咳嗽，咽干咽痒，痰不多，色白，不易咳出，舌淡苔白，脉弦细。

予小柴胡汤加味：

柴胡 15 克　半夏 10 克　人参 10 克　黄芩 10 克

甘草 6 克　桔梗 10 克　杏仁 10 克　前胡 10 克

浙贝母 15 克　瓜蒌 15 克　生姜 15 克　大枣 4 枚

三剂。愈！

讨论：肖老师喜用小柴胡汤治外感后久咳不已。痰稀白，遵原方加干姜、细辛、五味子之类。本例咽干，痰少，不易咯出，为燥热津伤，故加桔梗、杏仁、前胡宣肺降气，浙贝母、瓜蒌润燥化痰。

5. 发热、咽痛、欲呕医案

李某，女，30 岁。

初诊：2020 年 12 月 20 日。患者昨晚开始发热，体温 38.9℃，时冷时热。今晨就诊时见：发热，体温 37.8℃，不恶寒，无汗，胃中不适，时时欲呕，全身乏力，咽痛，舌红，苔少，脉细数。查：扁桃体不大，略充血。

予小柴胡汤加味：

柴胡 30 克　黄芩 15 克　半夏 10 克　党参 15 克

炙甘草 6 克　桔梗 10 克　连翘 15 克　板蓝根 30 克

石膏 30 克　生姜 15 克　大枣 4 枚

二剂。

反馈：上药服一剂，热退呕止。再服第二剂，咽痛也愈。

讨论：

《伤寒论》379 条：呕而发热者，小柴胡汤主之。

本例往来寒热，时时欲呕，舌红，脉细数，柴胡汤证具。咽痛为阳明有热，为少阳阳明合病，加石膏清阳明之热，加桔梗、连翘、板蓝根解毒利咽。治法思路类大柴胡汤。

6. 右颈部扁平疣医案

张某，女，33 岁。

初诊：2019 年 8 月 15 日。右颈部扁平疣三月。皮损粟米大小，略高于皮面，摸之碍手，浅褐色。初时十数个，后渐增多至上百个，稍痒，舌淡苔白，脉弦细。

```
小柴胡汤加味：
柴胡 15 克   半夏 10 克   人参 10 克   黄芩 15 克
甘草 10 克   蒲公英 30 克   马齿苋 60 克   僵蚕 10 克
当归 15 克   紫草 30 克   白蒺藜 15 克   白芷 10 克
生姜 15 克   大枣 4 枚
```

五剂。

二诊：2019 年 8 月 20 日，皮损大部消失，已不痒，上方继服五剂，巩固疗效。

讨论：颈部为少阳经所过，扁平疣、带状疱疹等感染性皮肤病常为条件性致病，即在体质虚弱时发病，有正气不足的因素。这是使用小柴胡汤的依据。

7. 周期性呕吐医案

王某，女，3 岁。

初诊：2019 年 7 月 12 日。反复发作呕吐一年余。呕吐呈周期性发作，开始半月一次，后渐加重为七天一次。本地中药治疗四十多天，不效。在省某医院治疗半月，无效。在京某医院住院半月，胃镜示：返流性食管炎。予泮他拉唑口服，呕吐减轻，但停药则又吐。就诊时见：呕吐，7 到 8 天一次，食欲好，大便干，舌红苔净，脉细数。

> 予小柴胡加芒硝汤：
>
> 　　柴胡 10 克　半夏 6 克　太子参 10 克　黄芩 6 克
> 　　旋覆花 6 克　代赭石 10 克　陈皮 6 克　竹茹 6 克
> 　　芒硝 3 克　甘草 3 克　生姜 2 克　大枣 2 枚

五剂，诸症消失。

近日随访，再未发作！

讨论：师父说少阳喜呕，凡是阵发性的疾病都有正气不足的因素，可以考虑用小柴胡汤。该病例以呕吐为主症，周期性发作，舌脉见热象，考虑胆热犯胃，正气不足，故选用了小柴胡汤。这是个典型案例。

8. 右侧头痛医案

李某，女，30 岁。

初诊：2019 年 4 月 1 日。右侧头痛十余天，前医用川芎茶调散，不效。就诊时见：右侧头痛，时发时止，伴烦躁，舌红苔少，脉弦。

> 予小柴胡汤加味：
>
> 　　柴胡 15 克　半夏 10 克　人参 10 克　黄芩 10 克
> 　　炙甘草 6 克　白芍 15 克　川芎 10 克　白芷 30 克
> 　　生姜 15 克　大枣 4 枚

三剂。

反馈：服完头痛即止。

讨论：身体两侧为少阳经所过，且时发时止伴烦躁，舌红苔少，脉弦，具备了少阳病的特征，故选用了小柴胡汤。

9. 带状疱疹医案

白某，女，44 岁。

初诊：2019 年 1 月 23 日。带状疱疹一周，皮肤科治疗不效。就诊时见：左嘴角及上唇散在疱疹，色红，疼痛，牵引面部及左眼，疼痛呈针刺样，左颌下淋巴结肿大。舌红，苔腻，脉弦。

小柴胡汤加味：

柴胡 15 克　半夏 10 克　人参 10 克　黄芩 15 克

生甘草 10 克　僵蚕 10 克　瓜蒌 30 克　红花 10 克

连翘 15 克　蒲公英 30 克　生薏苡仁 30 克　玄参 15 克

浙贝母 10 克　生姜 15 克　大枣 4 枚

五剂。

二诊：2019 年 1 月 31 日。疱疹及疼痛消失，上方继服五剂，巩固疗效。

讨论：带状疱疹为条件致病性疾病，常见于老年人、妇女及体弱之人，好发部位为胸胁部位，常伴有颌下及腋下的淋巴结肿大。这些部位为少阳经所过，且有正气不足的因素存在，故考虑使用小柴胡汤。后来也用此方治疗发于外阴部的带状疱疹，也获得了较好疗效。

10. 发热伴恶寒、咽痛医案

刘某，女，11岁。

初诊：2019年10月23日。发热2天，体温39℃，恶寒，微汗，咽痛，干呕，舌红，苔腻略黄，脉数。

予小柴胡加石膏汤加味：

柴胡30克　半夏10克　太子参15克　黄芩15克

石膏50克　桔梗10克　甘草10克　葛根30克

连翘15克　板蓝根30克　生姜15克　大枣4枚

三剂。

反馈：一剂即汗出热退。

讨论：恶寒，微汗，是有表证；发热，干呕，舌红，是邪在少阳；咽痛是阳明有热。三阳合病，治从少阳，仿柴葛解肌法，用小柴胡汤清泻少阳，加石膏、连翘、板蓝根清阳明之热，加葛根解太阳之表而不辛燥助热，用柴葛解肌法而不泥其方，方证相应，汗出热退。

11. 外感发热伴口唇疱疹糜烂医案

杨某，女，22岁。

初诊：2018年4月2日。发热三天，经输液治疗不减。就诊时见：发热，体温39℃，微恶寒，咽痛，牙龈疼痛，口唇起疱疹，大便正常，舌淡苔白，脉浮数。查：颌下淋巴结肿大。

三阳合病，小柴胡汤合升降散：

柴胡 30 克　黄芩 15 克　半夏 10 克　人参 10 克

甘草 10 克　石膏 60 克　桔梗 10 克　大黄 10 克

姜黄 10 克　蝉蜕 6 克　僵蚕 10 克　连翘 15 克

板蓝根 30 克

三剂。

二诊：2018 年 4 月 5 日，热退，仍咽痛，牙痛，口唇疱疹糜烂，渗出，结痂。舌淡，苔白，脉数。

予清瘟败毒饮加减：

石膏 60 克　知母 15 克　甘草 10 克　黄连 6 克

黄芩 10 克　栀子 10 克　生地 30 克　牡丹皮 15 克

赤芍 10 克　连翘 15 克　金银花 30 克　黄柏 10 克

蒲公英 30 克　竹叶 10 克　连翘 15 克

三剂。愈。

讨论：该病例就诊时虽有恶寒，但不重，表证轻而里热重。三阳合病，尤以阳明热盛体征突出，故合用了升降散。升降散可以升清降浊，散风清热解毒，治温病表里三焦大热，其证不可名状者。发热，上腹不适，食欲差，颌下淋巴结肿大，是使用小柴胡汤的主要依据。重用石膏，意在清阳明气分之热。二诊时已不恶寒而热退，咽痛，牙痛，口唇疱疹糜烂、渗出，表解而里热炽盛，故选用清瘟败毒饮，苦寒直折，泻火解毒，药专力宏，见效迅速。

12. 发热伴吐利医案

贾某，女，56岁。

初诊：2022年5月23日。咳嗽一周，昨日开始发热。今晨就诊时见：发热，体温37.8℃，怕风，寒热频作，咳嗽，无痰，不汗出，全身疼痛，口干而苦，咽痛，呕吐不止，时有下利，为水样便。舌红，苔白略腻，脉浮数而弱。

予小柴胡汤加味：

柴胡30克　半夏10克　太子参15克　黄芩10克

炙甘草6克　石膏30克　僵蚕10克　桔梗10克

葛根30克　浙贝母10克　前胡10克　生姜15克

大枣4枚

三剂。

二诊：2022年5月27日。上药服一剂，当晚热退，呕利俱止。仍有咳嗽，痰多白黏，时有烘热，食欲不振，轻微胃胀，舌红，苔白稍腻，脉数。

予麻杏石甘汤加味：

麻黄10克　杏仁10克　石膏50克　浙贝母10克

瓜蒌15克　桑白皮10克　黄芩10克　桔梗10克

前胡10克　炒莱菔子15克　炙甘草6克

三剂。

反馈：6月1日带他人看病，言诸症均愈。

讨论：患者就诊时精神很差，苦不堪言。症状复杂，辨证困难，颇费心思。发热，恶风，无汗，咳嗽，身疼，脉浮，是寒邪在表。下利是表邪内迫阳明。口干，咽痛，为阳明有热。时寒时热，口苦，呕吐为邪入少阳，胆胃不和。脉弱为正气不足。三阳合病，寒热错杂，虚实并见。治疗颇为棘手。本拟用葛根加半夏汤加味，但脉弱表虚，又觉不妥。思考再三，选了小柴胡汤加味。用小柴胡汤和解少阳为主，加葛根解太阳之表，兼入阳明，升津止利。加石膏清阳明之热，桔梗、僵蚕解毒利咽。浙贝母、前胡宣降肺气而止咳。三阳同治，幸而得中，发热吐利均愈。二诊时仍有咳嗽，伴舌红脉数，为表邪入里，痰热蕴肺，用麻杏石甘汤加味，清热宣肺，化痰止咳而愈。

13. 流感久治不愈、呕吐不止医案

杨某，女，49岁。

初诊：2018年1月24日。半月前在太原患"流感"，发热不退。在某中医诊所就诊，一位八十多岁的女中医开中药三剂，服一剂后热不减，呕吐不止，又加咳嗽，停药。又去某三甲中医医院呼吸科就诊。化验，胸片均无异常。接诊的副主任医师说治疗流感，呼吸科多用清热解毒药，现在患者呕吐不止，服后会加重，无法开中药，开了复方甘草片止咳，让患者回去调养。服后咳嗽不止，呕吐更重，不能进食。半月体重减约三千克。无奈返回县城老家。就诊时见：呕吐不止，自觉时寒时热，体温正常，食欲差，精神憔悴，咳嗽，咽干，咯少量白痰，痰不易咯出。痰中带血丝，舌红，苔白而燥，脉细。

> 予小柴胡汤合贝母瓜蒌散：
>
> 柴胡 15 克　半夏 10 克　人参 10 克　黄芩 10 克
>
> 浙贝母 10 克　瓜蒌 15 克　天花粉 15 克　桔梗 10 克
>
> 陈皮 10 克　茯苓 10 克　炙甘草 6 克　生姜 15 克
>
> 大枣 4 枚

3 剂。

二诊：2018 年 1 月 27 日。寒热及呕吐均止，微咳，精神转好，已能正常进食，开成药川贝雪梨膏善后。

讨论：

《伤寒论》第 **379** 条：呕而发热者，小柴胡汤主之。

该患者呕吐不止，自觉时寒时热，是典型的小柴胡汤证。外邪不解，化燥伤肺，肺燥则咳痰不利，燥伤阴分，则痰中带血，用小柴胡汤和解少阳，合贝母瓜蒌散润肺止咳，方证相应，呕止咳停。

14. 发热伴心悸医案

贾某，女，65 岁。

初诊：2018 年 6 月 10 日。近五日心悸，易惊，坐卧不宁，心率在 75 次 / 分左右。伴眠差，乏力，身痛，舌红苔薄黄，脉弦而细。素患病窦，平时心率在 45 次 / 分左右。已在心内科、神内科就诊，但治疗无效。查：体温 38.6℃。

予小柴胡汤加味：

柴胡 30 克　半夏 10 克　人参 10 克　黄芩 15 克
炙甘草 6 克　丹参 30 克　生姜 15 克　大枣 4 枚

3 剂。

反馈：服完上药，诸症若失，愈。

讨论：该患者以"心悸"就诊，并无典型的柴胡证，但患者素患病窦，心率经常在 45 次/分左右。突然心率加快，为什么？引起心率加快的最常见原因是发热。在心内科、神内科就诊时，因无典型的呼吸道感染症状而忽略了体温因素，故治疗失败。患者体质虚弱，虽有外感引动宿疾，但临床表现并不明显，极具迷惑性。以体温高为线索，考虑是一个正气不足，邪气也不胜的小柴胡汤证，是典型的病机辨证，用小柴胡汤而迅速治愈。这提示我们临证时要勤动手，善思考，透过现象看本质，才能取得更好的疗效。

15. 发热伴咳嗽医案

张某，女，5 岁。

初诊：2022 年 6 月 20 日。发热，体温 37.5℃，无明显恶寒，咳嗽，无痰，舌尖红，苔白稍腻，脉浮数。

予桑菊饮加味：

桑叶 6 克　菊花 6 克　桔梗 6 克　杏仁 6 克
连翘 9 克　芦根 9 克　薄荷 6 克　甘草 5 克
浙贝母 6 克　前胡 6 克

二剂。

二诊：2022 年 6 月 22 日。服上药，热不退，体温 40℃，仍咳嗽，舌脉同前。查：血常规：正常。肺炎支原体血清学试验（一）。胸片：正常。

予银翘散加味：

金银花 10 克　连翘 6 克　竹叶 6 克　牛蒡子 6 克
薄荷 6 克　甘草 5 克　桔梗 6 克　芦根 9 克
浙贝母 6 克　瓜蒌 9 克　滑石 12 克

二剂。

三诊：2022 年 6 月 24 日。仍发热，体温 40℃，家属诉孩子有时愿意多穿衣服，咳嗽，痰不多，恶心，呕吐，食欲不振，口干，唇肿糜烂，舌红，苔转浊腻，脉数。

予小柴胡汤加味：

柴胡 15 克　半夏 6 克　太子参 10 克　黄芩 9 克
石膏 15 克　葛根 10 克　浙贝母 6 克　前胡 6 克
甘草 3 克　滑石 9 克　芦根 9 克　通草 2 克
生姜 2 片　大枣 2 枚

二剂。

四诊：热退，仍有咳嗽，咯黏稠痰，黄白相间，舌红，苔黄腻，脉数。

予麻杏石甘汤加味：

麻黄 5 克　杏仁 6 克　石膏 15 克　桑白皮 6 克

黄芩 6 克　浙贝母 6 克　瓜蒌 9 克　桔梗 5 克

甘草 3 克　芦根 9 克　滑石 9 克　炒莱菔子 5 克

三剂，愈。

讨论：一诊低热，微咳，舌尖红，苔白，脉浮数，加之正值炎夏，认为是外感热邪，肺气不宣，予桑菊饮辛凉清解，宣肺止咳。二诊热不退，体温40℃，认为前方病重药轻，予辛凉平剂银翘散，清解肺热。三诊发热依旧，再加恶心呕吐，苔转浊腻。家属诉孩子愿多穿衣服，意识到可能有恶寒。突悟前二诊可能存在误治，初起是否湿热兼表。孩子小，是否恶寒表述不清，只用辛凉，不用辛温，汗不出而表不解。一误再误，表邪不解，入于阳明、少阳，而成三阳合病。发热，恶寒，是表邪未尽；恶心，呕吐，是邪入少阳；口干唇烂是阳明有热；苔腻是夹湿。用小柴胡汤和解少阳，加葛根解太阳之表，石膏清阳明之热，滑石、通草、芦根祛湿清热。四诊热退，咳嗽，痰稠，舌红，苔黄腻，为痰热壅肺，予麻杏石甘汤清热化痰宣肺而安。

以上是一个真实的治疗和思考过程，但不一定正确，需要再思考。一诊及二诊治疗不效，肯定是有问题的。三诊也很勉强，对恶寒及表证的判断似属牵强，并不可靠。当时犹豫再三，试用了小柴胡汤。虽然治好了，但有碰运气的成分。认真回顾及反思治疗过程：从始至终，湿和热一直是存在的，而且舌苔由白腻到浊腻，最后黄腻，湿在加重。尽管在治疗过程中，也看到了湿的问题，一直在用芦根、滑石等药，但也只是在以清热为主的同时，作为兼夹证处理，力度并不够。因此越治越热，即吴鞠通所言：徒清热则湿不去。可否这样思考：初期即应从湿热论治，初用三仁汤，或藿朴夏苓汤，若热不退，三诊以湿热郁于少阳论治，用蒿芩清胆汤。热退后四诊用千金苇茎汤加杏仁滑石方？这样治疗，是否更贴合病情，从而缩短疗程？

有人可能会有这样的疑问：三诊用小柴胡汤迅速退热，为什么还要怀疑治疗思路的正确与否？事实上，蒿芩清胆汤是由小柴胡汤合温胆汤合方化裁而来，用青蒿易柴胡，而避柴胡之升散。与小柴胡汤加滑石、芦根、通草的方义是很相近的。二者都可清透少阳的湿热，故可能都会有效。

外感病的治疗有时是很复杂的。尤其是寒湿热相兼时，治疗会变得更加困难，误治更是难以避免，需要认真反思，总结经验。

十六、柴胡桂枝汤

1. 发热一周不退医案

刘某，男，26 岁。

初诊：2020 年 3 月 18 日。发热一周，经输液治疗热不退。就诊时见：发热，体温 39℃，恶寒，头痛，身疼，汗出，咽干，口燥，干呕，食欲不振，舌红苔少，脉浮数。

予柴胡桂枝汤加味：

柴胡 30 克　半夏 10 克　人参 10 克　黄芩 15 克

桂枝 10 克　白芍 10 克　炙甘草 6 克　川芎 10 克

菊花 10 克　生石膏 30 克　生姜 15 克　大枣 4 枚

三剂。

反馈：服二剂热退。

讨论：发热，恶寒，头痛，身疼，是太阳表证；干呕，食欲不振，为邪入少阳；咽干，口燥，为阳明燥热津伤。三阳合病，用桂枝汤解表，小柴胡汤和解少阳，加石膏清阳明之热，川芎、菊花为头疼对症之药。三阳同治，迅速退热。

2. 高龄久病发热医案

成某，女，76 岁。

初诊：2021 年 9 月 28 日。老年痴呆患者，已卧床三年余。说话含混不清，不认识子女。家属诉已发热半月余。诊时见：

发热，体温 37.6℃，蹲卧在床，喜盖被，翻身则呻吟声不绝于耳，多汗，几无食欲，时有干呕，大便一周未行，小便短赤，舌体瘦小，舌红苔少，脉弦细。

> 予柴胡桂枝汤：
> 　柴胡 15 克　半夏 10 克　人参 10 克　黄芩 10 克
> 　桂枝 10 克　白芍 10 克　炙甘草 6 克　生姜 15 克
> 　大枣 4 枚

三剂。

反馈：上方服一剂，热退。

讨论：高龄老人，发热日久不退，多是正气不足。老年痴呆，不能表述，辨证有一定困难。发热，但热度不高，喜盖衣被，是恶寒。翻身时呻吟不绝，可能有身痛，再加多汗，是桂枝证。食欲不振，时有干呕，舌红，脉弦细，是少阳证。综合脉症，应是太阳与少阳合病，用柴胡桂枝汤，和解少阳，兼以解表。表解里和，热退而安。

3. 发热迁延不愈医案

王某，男，39 岁。

初诊：2021 年 3 月 21 日。五天前开始发热，自服药三天，症状不缓解。又在门诊输液两天，热不退。就诊时见：发热，体温 38.6℃，恶寒，全身肌肉关节疼痛甚。手心出汗，牙疼，有口疮，自述昨晚一夜不能安眠，前半夜怕冷，后半夜身热。舌淡，苔白滑，脉浮弱。

予柴胡桂枝汤加味：

柴胡 30 克　桂枝 10 克　半夏 10 克　人参 10 克

黄芩 15 克　白芍 10 克　炙甘草 6 克　石膏 30 克

生姜 15 克　大枣 4 枚

三剂。

反馈：一剂，当晚热退。3 月 23 日晨反馈，已无不适，恢复上班。

讨论：恶寒，汗出，身痛，脉弱是有表，为太阳中风，桂枝证。前半夜冷，后半夜热，是寒热往来，为邪入少阳。牙疼，口疮，为阳明有热。三阳合病，故以柴胡桂枝汤为主，和解少阳，散寒解表。加石膏清阳明之热。因发热较重，柴、芩用量较大。此证表寒里热，本拟用大青龙汤。但手心出汗，脉弱，不敢用。若用，必成坏病。用柴胡桂枝汤加石膏，表解里清，迅速退热。

4. 感寒伤津，迁延不愈医案

卫某，男，48 岁。

初诊：2021 年 3 月 24 日。发热一周，自服药及肌注安痛定、柴胡注射液、林可霉素、地塞米松等，热少退而不愈。就诊时见：发热，体温 37.2℃，无明显恶寒，身疼，汗多，口干，咳嗽，无痰，头晕，舌尖红，苔白稍腻，脉浮弱。

予柴胡桂枝汤加味：

柴胡 15 克　桂枝 10 克　半夏 10 克　人参 10 克

黄芩 10 克　白芍 10 克　浙贝母 10 克　瓜蒌 15 克

天花粉 15 克　炙甘草 6 克　生姜 15 克　大枣 4 枚

三剂。

反馈：上方服一剂，热退，身疼止，汗出减少，能咯出少量白痰。三剂诸症悉愈。

讨论：患者诉初起有恶寒，说明有表证。治疗不当，迁延不愈。就诊时症状复杂，辨证困难。汗出，身疼，脉浮弱，为有表；口干，头晕，舌尖红，考虑邪入少阳。干咳无痰是肺燥津伤。用柴胡桂枝汤和解表里，加浙贝母、瓜蒌、花粉润肺止咳，生津止渴。全方和解少阳，散寒解表，润肺止咳，生津止渴。表解里和，咳止津复而愈。

5. 不明原因发热不退医案

薛某，男，62 岁。

初诊：2021 年 4 月 1 日。住院患者，住院号 201901828。因前列腺肥大入院，拟行前列腺电切术。近三日来不明原因发热，抗生素治疗无效。会诊时见：发热，体温 39℃，微恶寒，身疼痛，干呕，食欲不振，汗出，口燥咽干，小便不畅，排尿时烧灼感，舌红，苔白燥，脉浮数。

予柴胡桂枝汤加味：

柴胡 30 克　半夏 10 克　人参 10 克　黄芩 20 克
桂枝 10 克　白芍 10 克　炙甘草 6 克　石膏 60 克
葛根 30 克　白茅根 30 克　生姜 15 克　大枣 4 枚

二剂，每次一剂顿服。

反馈：当晚服一剂，汗出热退，止后服。

讨论：发热，恶寒，汗出，身疼，是有表；干呕，食欲不振，是邪入少阳，胆胃不和；口燥咽干为阳明有热。证属三阳合病。用柴胡桂枝汤解表散寒，和解少阳；加葛根解表，生津止渴；加石膏清阳明之热，白茅根清热利尿通淋。三阳同治，表解里清，汗出热退。

6. 发热伴身疼、咽痛医案

张某，女，13 岁。

初诊：2021 年 4 月 24 日。发热三天，自服金银花颗粒及安乃近片，有汗出但热不退。就诊时见：自觉时寒时热，体温 39.2℃，身疼，小汗出，口苦，头晕，微咳，无痰，咽痛，舌红，苔白腻，脉浮数。

予小柴胡汤加味：

柴胡 30 克　半夏 10 克　人参 10 克　黄芩 15 克
生石膏 30 克　僵蚕 10 克　葛根 30 克　炙甘草 6 克
杏仁 10 克　芦根 15 克　生姜 15 克　大枣 4 枚

三剂，水煎分温二服。

反馈：中午十二时服一次，下午四点体温38℃。再服一次。晚十一点，仍有小热，再服。25日晨反馈，体温正常，已正常上学。

讨论：患者自述初起时有典型的恶寒发热，但治不得法，不能及时表散。就诊时已发热三天。身疼是表邪未尽。寒热往来，口苦，头晕，为少阳证。咽痛，汗出，是阳明里热。三阳合病，治从少阳，故用小柴胡汤为主，和解少阳。加葛根解太阳之表，加石膏清阳明里热，僵蚕解毒利咽。微咳，加杏仁宣肺止咳。苔腻是夹湿，少加芦根清化湿热。发热较高，症状较重，故一日三服。表解里清，热退而安。

7. 发热伴腹泻医案

蔚某，男，61岁。

初诊：2021年5月13日。发热两天，肌注柴胡、安痛定后有汗出，但热不退。就诊时见：发热，体温38℃，恶寒，汗出，全身疼痛，腹泻，一日十余次，水样便，口苦，干呕，食欲不振，舌红，苔白厚腻，脉浮弱。

予柴胡桂枝汤加味：

柴胡30克　半夏10克　人参10克　黄芩15克
桂枝10克　白芍10克　炙甘草6克　葛根30克
车前子15克　生姜15克　大枣4枚

三剂。

二诊：2021 年 5 月 15 日：（因外出开会，网诊）热退，泻止，精神转好，食欲差，大便不成形，舌略红，苔白腻。

予胃苓汤加味：
　　苍术 10 克　川朴 15 克　陈皮 10 克　桂枝 10 克
　　茯苓 10 克　泽泻 10 克　白术 10 克　炙甘草 6 克
　　猪苓 10 克　神曲 10 克

二剂，愈。

讨论：发热，恶寒，身疼，汗出，是有表。干呕，口苦，舌红，是邪入少阳，胆胃不和。腹泻是表邪内迫阳明，大肠传导失职。三阳合病，用柴胡桂枝汤和解表里，加葛根，升津止泻；车前子利湿。三阳同治。二诊热退泻止，苔腻不去，便溏，为中焦寒湿，用胃苓汤燥湿运脾，温化寒湿。

8. 感冒迁延不愈医案

张某，男，50 岁。

初诊：2020 年 5 月 6 日。一月前感冒，当时有发热。因疫情影响，就诊不便，在家自服药治疗。后又输液治疗一周。热退但余症不减，全身不适，汗多，乏力，又服中药一周，无效。迁延至今不愈。就诊时见：体温正常，心率：106 次 / 分，难以言状的全身不适，动辄汗出，乏力，心悸，头晕，食欲不振，时有干呕，小便黄。舌红苔白腻，脉细数无力。

> 予柴胡桂枝汤：
>
> 柴胡 15 克   桂枝 10 克   人参 10 克   黄芩 10 克
> 半夏 10 克   白芍 10 克   炙甘草 6 克   生姜 15 克
> 大枣 4 枚

三剂。

二诊：2020 年 5 月 11 日，诸症悉愈。因他病就诊。

讨论：初感外邪，虽有发热，常能一汗而解。治不得法，迁延日久，正虚而邪不去。汗出，乏力，是太阳中风；头晕，干呕，舌红，是邪入少阳。太阳少阳合病，予柴胡桂枝汤两解之。

9. 微汗、干呕、热不退医案

刘某，男，30 岁。

初诊：2020 年 7 月 15 日。7 月 12 日开始发热，在家输液治疗三天，热不退。7 月 15 日上午入住我院呼吸科。血常规、胸部 CT 均未见异常，常规抗生素治疗，热不减。下午四时，邀会诊。会诊时见：发热，体温 39.6℃，不恶寒，身不疼，微汗出，食欲不振，干呕，舌红，苔白，脉浮弱。

> 予柴胡桂枝汤加味：
>
> 柴胡 30 克   半夏 10 克   人参 10 克   黄芩 15 克
> 桂枝 10 克   白芍 10 克   炙甘草 6 克   神曲 10 克
> 生姜 15 克   大枣 4 枚

三剂，水煎顿服。

反馈：下午 5 时服一剂，出小汗，仍发热。晚 10 时，体温 38.6℃，嘱服第二剂。7 月 16 日晨，体温 36.7℃，服第三剂。下午及晚上再未发热，愈。

讨论：会诊时患者已发热四天，除了发热，伴随症状少，辨证有一定困难。舌红是有热，食欲不振，干呕，考虑邪在少阳。汗出，脉浮弱，是表邪未尽，正气不足。综合考虑，应是太阳少阳合病，选用了柴胡桂枝汤。因发热较重，故用重剂顿服，和解少阳，散寒解表，表里同治而愈。

10. 发热伴脐周痛医案（肠系膜淋巴结肿大）

李某，女，4 岁。

初诊：2021 年 6 月 22 日。发热三天，体温 38.5℃。脐周痛剧，时发时止。时有汗出，食欲不振，偶有干呕，舌淡，苔白稍腻，脉浮弱。彩超示：肠系膜淋巴结肿大。

予柴胡桂枝汤合消瘰丸加味：

柴胡 10 克　半夏 6 克　太子参 10 克　黄芩 6 克
桂枝 6 克　白芍 9 克　炙甘草 6 克　炒莱菔子 6 克
浙贝母 6 克　玄参 10 克　牡蛎 15 克　生姜 10 克
大枣 2 枚

三剂。

二诊：2021 年 6 月 28 日。服上药，热退，痛止。停药观察。

讨论：发热，汗出，干呕，脉浮弱，是柴胡桂枝汤证。本案治疗重点是肠系膜淋巴结肿大引起的腹痛。用柴胡桂枝汤和解表里，重用白芍缓急止痛，亦即桂枝加芍药汤之意。加消瘰丸清热软坚散结。小儿发热，常易引起肠系膜淋巴结肿大而腹痛，治疗颇为棘手。本例提供了一种治疗思路。

11. 发热伴肩背痛医案

冀某，女，49 岁。

初诊：2020 年 4 月 19 日。发热两天，自服小柴胡冲剂不效。就诊时见：发热，体温 38.6℃，恶寒，无汗，肩背痛，口苦，口干，不时干呕，舌红，苔白燥少津，脉浮数。

予柴胡桂枝汤加味：

柴胡 30 克　半夏 10 克　人参 10 克　黄芩 15 克
炙甘草 6 克　桂枝 10 克　白芍 10 克　葛根 30 克
生姜 15 克　大枣 4 枚

二剂。

反馈：当天服一剂，晚上热退呕止。

讨论：恶寒，无汗，身疼，是有表。发热，口苦，干呕，舌红，是邪入少阳。太阳与少阳合病，故选柴胡桂枝汤两解之。肩背痛较突出，加葛根解表升津，缓急止痛。

12. 发热十天，热不退医案

刘某，女，83 岁。

初诊：2019 年 5 月 17 日。素患慢性支气管炎，肺气肿。十天前因发热入院，予抗生素治疗十天，热不退。会诊时见：发热，体温40℃，怕冷，有时寒战，全身肌肉疼痛，汗出，上腹不适，时有呕吐，口干，食欲不振，舌红，苔黄腻，脉浮弱而数。

> 予柴胡桂枝汤加味：
>
> 柴胡 30 克　半夏 10 克　人参 10 克　黄芩 15 克
>
> 桂枝 10 克　白芍 10 克　炙甘草 6 克　神曲 10 克
>
> 陈皮 10 克　生姜 15 克　大枣 4 枚

三剂。

反馈：服一剂热退，三剂诸症皆愈，于 5 月 20 日出院。

讨论：高龄老人，发热、恶寒、身痛，是太阳表证未罢；上腹不适，时有呕吐，是邪入少阳，胆胃不和。因热度较高，故不用原方半量，而用了全量的小柴胡和桂枝汤合方，和解少阳，兼以解表。

13. 发热伴呕吐医案

梁某，男，42 岁。

初诊：2018 年 11 月 3 日。发热一天，体温 38.6℃，怕冷，全身肌肉疼痛，咽干而略痛。今晨起开始呕吐，至就诊时已呕吐十余次，舌红，苔少，脉浮软而数。

> 太阳少阳合病，柴胡桂枝汤加味：
>
> 柴胡 30 克　半夏 10 克　人参 10 克　黄芩 15 克
>
> 桂枝 10 克　白芍 10 克　甘草 10 克　桔梗 10 克
>
> 薄荷 10 克　生姜 15 克　大枣 4 枚

2 剂。

反馈：服一剂，热退呕止，二剂愈。

讨论：

《伤寒论》379 条：呕而发热者，小柴胡汤主之。

外感病以呕为主证，常是小柴胡汤证。发热，怕冷，全身肌肉疼痛，是表邪未尽；呕吐，咽痛，舌红，是邪入少阳，故用柴胡桂枝汤两解之。

14. 感冒迁延不愈医案

刘某，女，69 岁。

初诊：2018 年 5 月 22 日。2 型糖尿病史二十余年。一月前感冒，至今不愈。就诊时见：全身乏力，时时汗出，恶寒，食欲不振，微有口苦，舌淡苔白，脉细。

予柴胡桂枝汤加味：

柴胡 15 克	半夏 10 克	人参 10 克	黄芩 10 克
桂枝 10 克	白芍 10 克	炙甘草 6 克	黄芪 15 克
白术 10 克	防风 5 克	生姜 15 克	大枣 4 枚

五剂。愈。

讨论：本例表现为典型的桂枝汤证，但却用了柴胡桂枝汤，在于患者就诊时强调近半年来反复感冒，由于长期服用降糖药，胃中不适，食欲全无，微有口苦。所以用柴胡桂枝汤调和肝胃，祛风解肌，合玉屏风散益气固表。

15. 昏迷伴发热医案

李某，女，79 岁。

初诊：2020 年 7 月 23 日。患者于一周前突发昏迷，急诊入 ICU，疑服过量阿普唑伦所致。观察治疗三天后，有短暂清醒，四小时后又转昏迷，开始发热。予解热镇痛药注射，枕冰袋等措施，但热不退，四肢冰冷，出汗不止。经动员，患者出院，出院后邀我诊治。当时所见：发热，体温 37.6℃，神志不清，但对疼痛刺激有反应，多汗，上下肢冷，家属反映患者翻身时有疼痛反应，舌红，苔少，有裂纹，脉浮弱。

予柴胡桂枝汤：

柴胡 15 克　半夏 10 克　人参 10 克　黄芩 10 克

桂枝 10 克　白芍 10 克　炙甘草 6 克　生姜 15 克

大枣 4 枚

三剂。上药煎 200mL，从胃管内注入，服二次后，晚上热退，转清醒，言胃中饥，索食。

反馈：2020 年 7 月 28 日电话回访，已拔胃管，尿管，除眠差外，饮食起居正常。

讨论：这是一个重症患者，昏迷伴发热，预后不良。出院后首要解决的问题是发热。舌红是有热，自汗、身疼、上下肢冷是阳虚感寒。综合分析，应是正气不足，复感寒邪，用冰袋等方法处置不当，表邪不解，复传少阳，为太阳与少阳合病，用柴胡桂枝汤表里同治，表解里和，热退神清，转危为安。

16. 发热欲呕，迁延不愈医案

刘某，女，37岁。

初诊：2021年1月19日。10天前开始发热，自服药不效。2021年1月14日就诊于柳林县人民医院发热门诊。查：体温37.3℃，血常规：中性粒细胞77.4%，CT检查无异常，核酸检测阴性。予西药治疗五天，热不退。就诊时见：发热，体温38.6℃，怕冷，动辄汗出，胃不适，食欲不振，时时欲呕，舌淡苔白，脉细数。

予柴胡桂枝汤加味：

柴胡30克　半夏10克　人参10克　黄芩15克
桂枝10克　白芍10克　陈皮15克　炙甘草6克
生姜15克　大枣4枚

三剂。上药服一剂，热退。

讨论：发热，恶寒，汗出，是表证未解；食欲不振，时时欲呕，脉细，是邪入少阳。为太阳与少阳合病。

《伤寒论》146条：伤寒六七日，发热，微恶寒，支节烦疼，微呕，心下支结，外证未去者，柴胡桂枝汤主之。

用上方散寒解表，和解少阳，加陈皮和胃降逆止呕，表解里和，迅速退热。

17. 发热入院，治疗不效医案

刘某，女，69岁。

初诊：2021年1月17日。因发热入院11天，治疗不效，自动出院。就诊时见：发热，体温38.3℃，微恶寒，头汗出，咳嗽，有白痰，头晕，恶心，口苦，舌红苔少，脉细数。

予柴胡桂枝汤加味：

柴胡15克　半夏10克　人参10克　黄芩10克

桂枝10克　白芍10克　炙甘草6克　杏仁10克

桔梗10克　前胡10克　生姜15克　大枣4枚

干姜6克　细辛6克

三剂。

反馈：服两剂，热退。三剂服完，咳嗽也愈。

讨论：该病例为典型的柴胡桂枝汤证。发热，恶寒，汗出，为有表；口苦，恶心，头晕，舌红，脉细数，为正气不足，邪入少阳。咳嗽，吐白痰，为肺寒夹饮。综合脉证，太阳少阳合病，肺寒有饮。用柴胡桂枝汤和解表里，加杏仁、桔梗、前胡、干姜、细辛温肺化饮，祛痰止咳。方证相应，热退咳止。

18. 感冒迁延不愈医案

刘某，女，56岁。

初诊：2021年1月20日。患者于2020年12月14日开始全身不适，恶寒，身疼痛，昼轻夜重。因疫情防控，不敢到医院就诊。自服抗病毒药、抗生素、中成药及中药均不愈。近一周加重。就诊时见：不发热，无汗，恶寒，头疼怕风，全身肌肉关节疼痛，乏力，近两天又加胃不适，恶心，呕吐，无食欲，舌淡苔白，脉沉细。

予柴胡桂枝汤加味：

柴胡 15 克　半夏 10 克　人参 10 克　黄芩 10 克
桂枝 10 克　白芍 10 克　陈皮 15 克　炙甘草 6 克
生姜 15 克　大枣 4 枚

三剂。

二诊：2021 年 1 月 25 日。服上药，恶寒身疼止，已不吐，仍感乏力，手足冷，精神差，舌淡苔白，脉细。

予桂枝新加汤：

桂枝 10 克　白芍 15 克　人参 10 克　制附子 10 克
炙甘草 6 克　生姜 15 克　大枣 4 枚

五剂。愈。

讨论：患者体质较弱，正气不足，复感外邪，治不得法，迁延一月而不愈。恶寒身疼是气血不足，表证未解。复加恶心，呕吐，是邪入少阳，胆胃不和。为太阳少阳合病，用柴胡桂枝汤和解表里，加陈皮和胃降逆。二诊诸症解，仍乏力，精神差，手足冷，为邪气久留，正虚不复，用新加汤益气养血，调和营卫，加制附子温阳散寒，缓缓收功。

19. 发热伴身痛、汗出医案

胡某，男，56 岁。

初诊：2022 年 6 月 10 日。昨日与朋友一起去乡下玩游，中午休息于朋友家土窑洞中。醒后感觉全身酸痛，返家后即开始发热。医生予柴胡、安痛定肌注，汗出但热不退。晚上又自服解热镇痛药，一夜汗出，晨起仍发热，故来就诊。就诊时见：发热，体温38.4℃，恶寒，不断出汗，头痛，全身疼痛，皮肤湿冷，精神萎靡，食欲不振，舌红，苔白略腻，脉浮弱。

> 予柴胡桂枝汤：
>
> 　柴胡15克　半夏10克　人参10克　黄芩10克
>
> 　桂枝10克　白芍10克　炙甘草6克　生姜15克
>
> 　大枣4枚

三剂。

反馈：当晚热退。三剂服完，诸症俱解。

讨论：夏日天气炎热，汗出肌疏，睡卧于阴凉的土窑洞中，寒邪乘虚而入。伤寒表实，可一汗而解，表虚则汗之更虚。一误再误，迁延不解。发热，恶寒，多汗，头痛，身疼，脉浮弱，为太阳中风。但中风多见舌淡，本例舌红为有热，更兼食欲不振，考虑邪入少阳，为表里同病，少阳兼表。用柴胡桂枝汤和解少阳，兼以解表，表解里清，迅速退热。夏季炎热，多汗肌疏，乘凉荫冷，常易形成桂枝证。

20. 发热伴身痛医案

牛某，男，27岁。

初诊：2022年5月25日。发热三天，自服西药热不退。

就诊时见：自感时寒时热，体温37.8℃，汗多，全身皮肤疼，不让触碰，头痛，皮肤湿冷，胃胀，食欲不振，舌红，苔黄腻（疑吃丸药染苔），脉浮弱。

予柴胡桂枝汤：

柴胡 15 克　半夏 10 克　人参 10 克　黄芩 10 克

桂枝 10 克　白芍 10 克　炙甘草 6 克　生姜 15 克

大枣 4 枚

三剂。

当日回家，药未煎好，体温升至 38.5℃，家属着急，用柴胡、安痛定肌注，热不退。又口服扑热息痛片，汗出，热稍减。因大便不通，用番泻叶泡服，仍发热。又打电话咨询，嘱虚人外感，强发其汗，使虚者更虚，再勿发汗，安心服药即可。服完一剂，热退。

二诊：2022 年 5 月 28 日。热已退，不恶寒，多汗，乏力，胃不适，恶心，轻微头痛，舌淡，苔白水滑，脉沉弱。

予新加汤加味：

桂枝 10 克　白芍 15 克　人参 10 克　附子 10 克

炙甘草 6 克　陈皮 10 克　半夏 10 克　生姜 15 克

大枣 4 枚

三剂，愈。

讨论：一诊发热，恶寒，汗出，身痛，脉浮弱，是桂枝证。时有寒热，胃胀，舌红，是柴胡证。故用柴胡桂枝汤和解少阳，兼以解表。怎奈家属着急，强发虚人之汗，又用下法，使虚者更虚。二诊虽热退，但多汗，乏力，为表里俱虚，气血不足，用新加汤加附子，益气养血，调和营卫，温阳固表。因有恶心，加陈皮、半夏合生姜，和胃降逆止呕。愈。

21. 输液七天，发热不退医案

郭某，男，5岁。

初诊：2018年1月7日。发热一周，经输液治疗七天，体温仍在38.5℃左右，伴恶寒、咳嗽、无痰，脐周不适，食欲不振，舌红苔白厚腻，脉浮而数。

予柴胡桂枝汤加味：

柴胡15克　半夏6克　党参9克　黄芩9克

桂枝6克　杏仁6克　炙甘草5克　厚朴9克

槟榔5克　炒莱菔子5克　生姜2片　大枣2枚

3剂。

二诊：2018年1月10日。

服两剂后热退，仍有微咳，痰不多，食欲好转，舌红，苔白略腻，贝母瓜蒌散善后。

讨论：发热、恶寒，为太阳表证；脐周不适，食欲不振，舌红苔白厚腻，为少阳兼湿、食，故用柴胡桂枝汤和解少阳，兼散表邪，夹湿夹食，故去白芍之酸敛，加厚朴、槟榔，化湿消积，加杏仁宣肺止咳。

22. 外感后呕吐不止医案

陈某，女，71岁。

初诊：2018年1月29日。一周前感冒，自服西药后即呕吐不止。就诊时见：呕吐，昼夜不止，不能进食，伴恶寒、无汗，体温正常，舌暗红，苔薄，脉弦细。

予柴胡桂枝汤加味：

柴胡24克　半夏10克　人参10克　黄芩12克

桂枝10克　白芍10克　炙甘草6克　陈皮10克

神曲10克　生姜30克　大枣4枚

3剂。

反馈：服一剂即呕止，三剂愈。

讨论：老年患者，呕吐已历一周。恶寒、无汗为太阳表证未解，呕吐、舌红，脉弦细，为邪入少阳。太阳少阳合病，以柴胡桂枝汤两解之。重用生姜，加陈皮、神曲，是为了加强原方和胃降逆止呕的力量。

这个病案是稍早时期的病案，那时我对小柴胡汤用得还不是很纯熟。这个处方现在看来，还有不合适的地方。患者已无发热，柴胡、黄芩量偏大了一些，用常规量可能更合适。

23.发热伴呕吐医案（川崎病）

网诊患者，郝某，女，5岁。

网诊日期：2019年7月1日。10天前因发热入住西安某医院，入院诊断：川崎病。每日体温在40℃左右，已住院10天。

予抗生素治疗，热不退。一周后出现药物性肝损害，呕吐，不能进食，治疗难以为继。请中医院会诊，服中药后仍发热不退。孩子逐渐衰竭。网诊时见：发热，体温40℃，恶寒，眼结膜充血，呕吐，不能进食，精神萎靡，舌红，苔黄厚腻。

予柴胡桂枝汤加味：

柴胡15克　半夏6克　人参3克　黄芩10克

桂枝6克　白芍6克　炙甘草5克　槟榔6克

炒莱菔子6克　生姜2片　大枣2枚

三剂。

反馈：上药服二剂，热退呕止。服完三剂，已能正常进食，出院。

讨论：

《伤寒论》146条："伤寒六七日，发热，微恶寒，支节烦疼，微呕，心下支结，外证未去者，柴胡桂枝汤主之"。

发热、恶寒是有表；呕吐、不能进食、舌红苔黄厚腻，是胆胃不和，胆热犯胃，胃气上逆，兼有食积，为少阳与太阳合病。故用柴胡桂枝汤和解少阳，兼以解表，加槟榔、炒莱菔子消食化积。用方得当，患者转危为安。

十七、柴葛解肌汤

1.发热伴恶寒、咽痛医案

刘某，男，17岁。

初诊：2019年12月12日。发热2天，体温39℃，恶寒，微汗出，咽痛，腹胀，胸胁痛，舌红苔白，脉浮数。

予柴葛解肌汤加味：

柴胡30克	葛根30克	黄芩15克	白芍15克
桔梗10克	白芷10克	石膏60克	甘草10克
川朴15克	陈皮15克	连翘15克	板蓝根30克
僵蚕10克	生姜15克	大枣4枚	

三剂。

服二剂热退，三剂愈。

讨论：发热，恶寒，为太阳表证；咽痛，汗出，为阳明里热；腹胀，胁痛，为少阳有热，木郁克土。证属三阳合病，用柴葛解肌汤，去羌活之辛燥，加川朴、陈皮行气消胀，连翘、板蓝根、僵蚕清热解毒利咽，解太阳之表寒，清阳明里热，泻少阳胆火，三阳同治，而得速愈。

十八、竹叶石膏汤

1. 热病后呕逆不食医案

这是多年前的一个医案，具体时间已记不清了。

患者，庞某，男，86岁。半月前感冒发热，在家输液治疗后热退，但食欲不振，干呕，渐至水米不进，日渐衰竭。当时已近年关，家属无奈，只得送医院就诊。但县市两级医院均拒收，谓不治。受朋友委托，我去出诊。症见：水米不进，已历一周，干呕，已不能下床，精神萎靡，呼之尚有应答，说话含混不清，舌嫩红，无苔，脉细数。本欲推脱，奈家属恳求，勉为治之。

予竹叶石膏汤：

竹叶 10 克　石膏 24 克　麦冬 15 克　半夏 6 克

人参 10 克　炙甘草 6 克　炒麦芽 10 克　芦根 15 克

石斛 15 克　粳米一把

3 剂。

二诊时呕逆止，精神较前好，能进少量水及米粥。此后以此方加减出入二十余剂，患者食欲转佳，日渐康复，一月后能下床活动，后至九十岁因肿瘤而殁。

讨论：热病后余热未清，胃之津气两伤，故呕逆不食。竹叶石膏汤清热和胃，益气生津，加麦芽醒胃气，石斛益胃阴，芦根清热和胃，降逆止呕，病虽重而幸能得愈。此后我用此方治疗了几例类似患者，皆有良效。可见竹叶石膏汤不仅是病后调理方，我称之为保命方。

2. 感冒后余邪未尽、食欲不振医案

贾某，女，65岁。

初诊：2019年2月25日。半月前感冒，经治疗后热退，但食欲不振，倦怠乏力，口干，口渴，唾黄痰，舌红苔少，脉细数。

予竹叶石膏汤加味：

竹叶10克　石膏30克　麦冬15克　半夏6克

人参10克　浙贝母10克　瓜蒌15克　神曲10克

炒谷芽10克　炒麦芽10克　炙甘草6克　芦根15克

三剂。

二诊：2019年3月9日，服上药诸症皆愈。因失眠就诊。

讨论：热病后余邪未尽，气阴两伤，兼夹痰热，故用竹叶石膏汤益气养阴，兼清余热。加浙贝母、瓜蒌、芦根清化热痰，神曲、炒二芽（炒谷芽、炒麦芽）和胃。

3. 九旬老太脑出血医案

这是一个师门三期师弟约看的患者（为了尽量保持其真实性，病史中全部引用了家属反馈时的描述，不做修改）。

2020年4月25日：

家属反馈：老太太较胖，89岁，4月6日因脑出血（高压190mmHg）被送保定医院，降压消炎。患者发烧痰多（体温在38℃左右），几天后呼吸急促，血氧低，肺部感染，被送ICU病房上呼吸机（无创插管）。患者意识不清，刺激略有反应，

睁不开眼睛。头部 CT 显示逐渐稳定，各种生命体征稳定（原本内脏器官尚好），医院用冰毯物理降温，用各种抗生素，体温一直控制不下来。由于插管时间过长且血红蛋白明显降低（13克/100 毫升降到 8 克/100 毫升），黑便，有胃部出血。因 ICU 没有中医治疗且患者情况恶化，家人于 4 月 24 日（昨天）接患者出院回家（租用呼吸机）。回家后患者眼睛能张开转动，体温 37.5℃，晚上呼吸急促，一直睁眼，痰多黏稠（白黏痰），心率每分钟 120 次，呼吸渐弱。家人以为其不行了，拔掉所有管，为其穿衣。结果经过刺激后咳嗽出几次痰，由于意识不清而咽下，呼吸反而平缓，心率也降到 90 次/分钟，意识稍清醒，能看看人，可以稍吐咽，吃了一点小米汤。左脑出血，右侧肢体麻木，左侧尚能动，手脚不凉。大小便有，小便微黄。

（由于患者神志不清，手机发来的图片无法看到舌象，只能看到患者嘴唇较干。）

予小柴胡汤加味：

柴胡 30 克　半夏 10 克　人参 10 克　黄芩 15 克

浙贝母 10 克　瓜蒌 30 克　胆南星 10 克　鲜竹沥 100 毫升

桔梗 10 克　射干 12 克　炙甘草 6 克　生姜 15 克

大枣 4 枚

2020 年 5 月 8 日：

家属反馈：师兄好！感谢师兄及时指点治疗，老人现在基本上退烧（最高 37℃左右），痰也基本没什么了。现在神志也恢复了一些，能坐起来简单问答，但还不能叫上别人的名字。

可以吃流食，没有嘴歪，右侧肢体仍然没有知觉（左脑基底出血），现在有护工每天按摩。二便都有，不能自控。

由于长时间昏迷输液，胃有出血，现在脾胃还弱，嘴上有溃疡。二便不能控制，肢体一侧偏瘫。另外嗜睡（原来也爱睡觉），精力不足，虚弱。有褥疮。

舌头还不太配合，没有照片，看到舌尖下有溃疡。脉搏每分钟80多次，血压经吃药控制在140mmHg至160mmHg，血压还是偏高，本次发病就是血压过高引起（190mmHg到200mmHg）。

（本拟用竹叶石膏汤，但无粳米，未服。）

2020年5月10日：

家属反馈：师兄好！昨天在保定拿药没有粳米，所以没有煎煮，本来今天准备再去买粳米，老太太早上忽然又发烧37.6℃，您看现在是吃竹叶石膏汤还是小柴胡汤？

2020年5月11日：

家属反馈：师兄好，可能是前两天天凉，老太太小便失禁总是湿的，下面没有穿衣，给她擦拭的时候可能凉着了。昨晚吃小柴胡颗粒（一次两袋），开始37℃，半夜37.7℃，今早37.5℃。上午：血压61～100mmHg；体温37.2℃（用了退热栓），脉搏89次/分钟，没有痰呕咳汗，食欲不多尚可，似有怕冷（自己拉被子），舌红苔不多。昨晚身上起疹子（前几天也有，昨天厉害），已经四天无大便（病之前也是三四天大便一次）。刚才服用（莫西沙星）似怕苦，以前不明显。

2020 年 5 月 12 日：

> **竹叶石膏汤加味：**
>
> 竹叶 10 克　石膏 50 克　麦冬 15 克　西洋参 15 克
>
> 炙甘草 6 克　生地 30 克　玄参 15 克　柴胡 30 克
>
> 黄芩 15 克　五味子 6 克　石斛 30 克　粳米适量

2020 年 5 月 13 日：

家属反馈：师兄晚上好！您太神了，吃了一副半药已经见好，精神也轻爽了，说饿了！体温也降了两℃，我开始崇拜师兄了！以后得多向师兄请教。

2020 年 5 月 14 日：

家属反馈：师兄辛苦了。现在又有一个情况，今天尿明显少了，现在手脚肿，排尿很少，是不是肾也有问题了。

2020 年 5 月 15 日：

> **用药：予银翘汤加味：**
>
> 金银花 15 克　连翘 10 克　竹叶 10 克　玄参 15 克
>
> 麦冬 15 克　生地 30 克　牡丹皮 15 克　大青叶 15 克
>
> 生石膏 30 克　知母 10 克　甘草 6 克　滑石 15 克
>
> 白茅根 15 克　猪苓 15 克

2020 年 5 月 15 日：

下午反馈：师兄好！我上午去保定了，老太太上午排便很多，输液加上昨天也用速尿，现在好像缓解不少。我摸着头不热，手脚温，胸腹有热，目前体温 37.6℃，血压 55 ~ 100mmHg，看着脸上热退了些，身上红疹也不特别厚，上午又吃了上个方子的药，我感觉是起了一些作用。目前，我觉得似乎有所缓解。

2020年5月16日：

家属反馈：师兄好！病情似有缓解。新方子煎煮后昨晚服用一次，晚上排便四五次，稍偏稀（稀粥状），但还不是水样。小便增加，早起体温37.4℃，血压60~128mmHg，脉搏90次/分钟。早饭食欲尚可，只是吃完后似不太舒服，体温37.6℃，有腹胀，呻吟，翻身，一个多小时后排气后人似舒服些。脸色由红开始转红里有白，头颈手脚都不太热，胸腹腋窝还有热似也降低。感觉热像退了不少。总体感觉状态好转，尿也有了。

予银翘汤加味：

金银花15克 连翘10克 竹叶10克 玄参15克

麦冬15克 生地15克 牡丹皮15克 大青叶15克

生石膏30克 知母10克 甘草6克 滑石15克

白茅根15克 猪苓15克 干姜6克 人参6克

2020年5月18日：

家属反馈：师兄好！老太太情况越来越好，今天上午37.2~37.5℃，下午37.2℃，食欲也挺好，昨晚和今天上午各大便一次，头脑也清醒一些，疹子也下去不少。

2020年5月19日：

家属反馈：师兄好！早上36.6℃，越来越好，尿量也很好。

2020年5月21日：

家属反馈：师兄好！总体挺好，疹子已经退了，肿也消了，尿也挺多。昨天又稍有点低烧，今天早 37.4℃，上午 37.2℃。

予竹叶石膏汤加味：

竹叶 10 克　石膏 50 克　麦冬 15 克　西洋参 15 克

炙甘草 6 克　生地 30 克　玄参 15 克　柴胡 30 克

黄芩 15 克　五味子 6 克　石斛 30 克　粳米适量

2020 年 5 月 23 日：

家属反馈：师兄好！老太太最近气色精神都挺好，体温还是浮动，昨天上午 36.8℃，晚上 11 点 37.2℃，今天早晨 37.4℃，血压可以，130mmHg 左右。做了尿常规检查，满视野白细胞，无红细胞，可能还是有尿路感染。

小柴胡汤加味：

柴胡 30 克　半夏 6 克　西洋参 15 克　黄芩 15 克

甘草 9 克　生地 30 克　通草 6 克　竹叶 10 克

白茅根 30 克　滑石 30 克　蒲公英 30 克

2020 年 5 月 29 日：

家属反馈：师兄晚上好！这几天老太太的尿清一些了，还有一点白色混浊。体温一直在 37℃ 上下浮动，今早 36.9 ~ 37.0℃，晚上 37.2℃，血压 105/58mmHg，脉搏 105 次 / 分钟。脉搏最近有点快，精神胃口大小便都还好。还是比较虚弱，摸着不热，量一下总在 37℃ 上下浮动。

予竹叶石膏汤加味：

竹叶 10 克　石膏 24 克　麦冬 15 克　半夏 6 克

炙甘草 6 克　人参 10 克　石斛 15 克　炒麦芽 10 克

芦根 15 克　白茅根 15 克　粳米适量

2020 年 6 月 11 日：

随访：师兄好！不好意思刚才接了一个电话。老太太整体情况还挺好，血压、食欲、大小便都可以，小便比较清了，略有一点轻微的浊，舌头看不太清，好像还是偏红苔少。体温 36.8 ~ 37.4℃。总体身体精神都可，只是体温未完全正常，小便尿量也可以，略有一点点轻微浊。

2020 年 8 月 6 日：

随访：师兄，晚上好！由于孩子 7 月份高考，然后报志愿一直忙活着，也没跟您联系。岳母现在能下地挪两步，偶尔还有点低烧，其他尚好，神志也还可以，能简单沟通，但家人名字还叫不上。

讨论：这是一个危重患者，高龄，脑出血，合并上消化道出血。由于长期插管导致肺感染、呼吸衰竭。首诊主要的问题是发热，痰多。由于神志不清，不能配合，舌象看不到，只能看到口唇干裂。虚人发热，热盛津亏，痰浊壅肺，先用小柴胡汤和解退热，加浙贝母、瓜蒌、胆南星、桔梗、射干及大剂鲜竹沥清热化痰开窍。

二诊 5 月 8 日，基本上退烧（最高 37℃左右），痰也基本没什么了。神志也恢复了一些，能坐起来简单问答，但还不能叫上别人的名字。可以吃流食，右侧肢体仍然没有知觉（左脑基底出血），二便都有，不能自控。嘴上有溃疡。二便不能控制，感觉精力不足，虚弱。有褥疮。本拟用竹叶石膏汤，但无粳米。延到 5 月 12 日，由于洗澡受寒，又有发热，用竹叶石膏汤合小柴胡汤两剂，和解少阳，清热养阴，热退。

三诊 5 月 15 日，有微热，尿少，全身起红色皮疹，为余热未尽，由气及血，用银翘汤清热养阴，加牡丹皮、大青叶凉血，滑石、白茅根、猪苓利尿通淋。16 日服上药后便稀，上方因加人参、干姜温脾止泻。

四诊 5 月 21 日，低热，37℃左右，疹退，肿消，尿量也增加，余热未尽，气阴两伤，用竹叶石膏汤益气养阴，兼清余热。

五诊 5 月 23 日，气色精神好，但有低热，尿常规检查，满视野白细胞，疑尿路感染。用小柴胡汤合导赤散，加白茅根、滑石、蒲公英清热利尿通淋。

六诊 5 月 29 日，精神胃口大小便都还好。有微热，人比较虚弱，续用竹叶石膏汤；益气养阴，加芦根、白茅根清热利尿，配麦芽、石斛醒脾开胃，缓缓调理。

经过一个多月的中医治疗，患者热退神清，身体渐趋康复。到 8 月随访时，已能下地，和家人简单交流。

这是一个危重患者，ICU 已经放弃了治疗，认为不可能治好。基本病机为邪热久稽，津气两伤，兼有夹痰，夹外感，或入营血，或小便不利，或水肿，或下利。因此治疗上，主要用小柴胡汤退热，竹叶石膏汤清热益气养阴，间用清热化痰、凉血解毒、利尿通淋、温脾止泻诸法，热去津复，挽救了患者的生命。

十九、银翘散

1. 小儿发热、咳嗽医案

呼某，男，6岁。

初诊：2021年6月28日。昨晚开始发热，自服药热不退。就诊时见：发热，体温39℃。不恶寒，流清涕，咳嗽，痰不多，舌红，苔薄白，脉浮数。

予银翘散加味：

　　金银花12克　连翘10克　竹叶6克　牛蒡子6克
　　豆豉6克　薄荷6克　荆芥5克　甘草5克
　　桔梗6克　芦根9克　浙贝母6克　前胡6克

三剂。

首日服一剂半，分三次服。

二诊：2021年6月30日。服上药一天后热退。仍咳嗽，咽干，口渴，声音嘶哑，舌红，苔薄白而干，脉略数。

予清肺化痰，润肺止咳为治：

　　浙贝母6克　瓜蒌9克　杏仁6克　枇杷叶9克
　　芦根10克　天花粉9克　沙参6克　桔梗6克
　　甘草5克　青黛5克　海蛤壳10克　黄芩6克

三剂，愈。

讨论：一诊热在肺卫，宜辛凉清解，用银翘散清解肺热，加浙贝母、前胡化痰宣肺止咳。吴鞠通曰：肺位最高，药过重，则过病所，少用又有病重药轻之患。故用时时清扬法，轻药频服。二诊热退，咳嗽，口渴，咽干，声音嘶哑，余热未尽，邪热伤津，以清肺热，养肺阴，润肺化痰止咳而愈。

2. 发热伴咳嗽、咽痛医案

康某，女，13 岁。

初诊：2018 年 1 月 13 日。发热一天，体温：38.6℃。咽痛，咳嗽，不恶寒，口干，舌红，苔薄白，脉浮数。热邪犯肺，宜辛凉清解。

予银翘散合桑菊饮加味：

金银花 30 克　连翘 15 克　桑叶 10 克　菊花 10 克

桔梗 10 克　荆芥 10 克　豆豉 10 克　薄荷 10 克

杏仁 10 克　牛蒡子 10 克　浙贝母 10 克　石膏 30 克

生甘草 10 克　芦根 15 克

二诊：服两剂后热退。仍咳嗽，少量白痰，不易咯出，鼻衄，咽痛，舌红苔薄白，脉浮数。

予桑杏汤加味：

桑叶 10g　杏仁 10g　浙贝母 10g　沙参 15g

栀子 10g　瓜蒌 15g　天花粉 15g　陈皮 10g

桔梗 10g　白茅根 15g　芦根 15g

3 剂，愈。

讨论：该病例初诊时除了典型的银翘散证外，咳嗽也较明显。因在流感期间，故热象也较一般感冒为重，体温较高，故将两方合并使用。重用金银花，且加石膏，意在重剂清泻肺热，兼宣肺止咳。二诊热退，但咳嗽不止，邪热未尽，津伤肺燥，选桑杏汤，清宣燥热，润肺止咳。温病初起，咽痛，咳嗽俱重者，我习惯将银翘散、桑菊饮合方使用，效果尚好。

3. 发热伴皮疹医案

刘某，女，4 岁。

初诊：2017 年 6 月 10 日。一周前开始发热，两日后全身陆续出粟米状皮疹，先后在市医院皮肤科及儿科就诊，热不能退。就诊时已发热一周，体温 38.6℃，全身满布红色皮疹。精神较差，哭闹不已，食欲不振，夜卧不安，舌红，苔黄腻，脉浮数。

热郁肺卫，夹湿夹积。

> 银翘散去豆豉加生地、牡丹皮、大青叶倍玄参方加减：
> 　金银花 10 克　连翘 6 克　竹叶 6 克　薄荷 6 克
> 　杏仁 6 克　牛蒡子 6 克　生甘草 5 克　芦根 10 克
> 　生地 10 克　牡丹皮 6 克　大青叶 10 克　玄参 10 克
> 　槟榔 6 克　莱菔子 6 克　滑石 10 克

反馈：三剂后热退，疹色变淡，食欲转好，渐愈。

讨论：热郁于肺而不得泻，久则热迫血络而疹出。银翘散清解肺热，生地、牡丹皮、大青叶、玄参清热凉血，加杏仁、滑石宣肺祛湿，槟榔、炒莱菔子，消食化积。该方用于儿科出疹性热病效果显著，尤其对近几年流行的手足口病，疗效肯定。

二十、银翘汤

1. 咽痛、恶寒、口燥医案

侯某，女，49 岁。

初诊：2019 年 12 月 20 日。咽痛三天，自服药不效。就诊时见：咽痛，流清涕，恶寒，身痛，汗出，咽干口燥，舌尖红，苔白燥，脉浮。

予银翘汤加味：

金银花 15 克　连翘 10 克　竹叶 10 克　甘草 6 克
生地 15 克　麦冬 10 克　荆芥 10 克　豆豉 10 克
桔梗 10 克

三剂。

二诊：2019 年 12 月 24 日，上药服一剂，症状减轻，三剂，诸症悉愈。

讨论：该例症状不重，但证候复杂。汗出则排除了麻黄汤，因"有汗不得用麻黄"；咽痛排除了桂枝汤，"桂枝下咽，阳盛则毙"。恶寒，身疼，流涕，是风寒在表；咽痛，汗出，咽干口燥，是肺热津伤。银翘散清热解表，但无养阴生津之功；加减葳蕤汤养阴解表，但清热力逊。用银翘汤加味：银翘汤清热养阴，加荆芥、豆豉散寒解表，桔梗利咽止痛，方证相应，见效迅速！

二十一、桑菊饮

1. 外感咳嗽医案

张某，女，57 岁。

初诊：2022 年 7 月 23 日。咳嗽三天，不发热，流涕，恶寒，咯少量黄痰，舌淡，苔薄白，脉浮略数。

予桑菊饮加味：

　　桑叶 10 克　菊花 10 克　杏仁 10 克　桔梗 10 克

　　连翘 10 克　薄荷 10 克　芦根 15 克　甘草 6 克

　　荆芥 10 克　豆豉 10 克　浙贝母 10 克　前胡 10 克

三剂，愈。

讨论：桑菊饮出《温病条辨》上焦篇第 6 条：太阴风温，但咳，身不甚热，微渴者，辛凉轻剂桑菊饮主之。其具辛凉轻解，宣肺止咳之功。常用于温病初起，邪在肺卫，肺失宣降所致的咳嗽。本例咳嗽为主，伴发热，少量黄痰，脉浮而数，为热在肺卫，肺失宣降。恶寒，舌淡苔白，为兼有表寒，故用桑菊饮辛凉轻解，宣肺止咳，加荆芥、豆豉散寒解表，与银翘散中用荆芥、豆豉意同。

2. 发热伴咳嗽、咽干医案

范某，女，41 岁。

初诊：2020 年 11 月 16 日。自述三日前开始发热，背冷，体温约 37.5℃。自服西药不愈。就诊时见：发热，体温

37.2℃，微恶寒，咳嗽，痰少不易咯出，口燥，咽干痛，咳嗽时头上有小汗出，舌边尖红，苔薄白，脉略数。

予桑菊饮加味：
　桑叶 10 克　菊花 10 克　杏仁 10 克　连翘 15 克
　芦根 15 克　桔梗 10 克　甘草 6 克　薄荷 10 克
　荆芥 6 克　豆豉 10 克　浙贝母 10 克　天花粉 15 克

反馈：三剂，愈。

讨论：发热，咳嗽，咽痛，是邪热在肺，肺气失宣；痰少不易咯出，口燥咽干，为燥热伤津；略有恶寒，为兼表。故用桑菊饮疏散风热，宣肺止咳。加荆芥、豆豉解表，浙贝母、天花粉润肺止咳。此案以咳嗽为主，发热不重，虽有咽痛，但轻微，故用了桑菊饮。背微恶寒，为兼有表证。主证是肺热咳嗽，不可一见恶寒，便用辛温发汗。临证见到寒热错杂，表里同病，要斟酌寒热孰重孰轻，表里孰急孰缓，灵活施治，方能取得较好疗效。

桑菊饮、银翘散、白虎汤都可用于温病初起，皆有辛凉泻热的作用。但病位不同，表现不同，治疗各有侧重，要区别使用。桑菊饮、银翘散，主治病在手太阴肺，桑菊饮为辛凉轻剂，疏散风热，宣肺止咳，以咳嗽、身热为主证；银翘散为辛凉平剂，疏散风热，清热解毒，以发热、咽痛为主证。白虎汤病在足阳明胃，里热炽盛，有伤津之势，以身大热、口大渴、汗大出、脉浮滑为主证。吴鞠通称之为辛凉重剂："虎啸生风，金飚退热，而又能保津液"。

二十二、翘荷汤

1. 口干、鼻干、眼干医案

刘某，女，44 岁。

初诊：2022 年 10 月 13 日。一周来口干，鼻干，眼干，多饮，伴轻微咽痛，微咳，痰少，头痛，颌下淋巴结肿痛，舌淡，苔白，脉浮略数。

予翘荷汤加味：

连翘 15 克　薄荷 10 克　栀子 10 克　桔梗 10 克
甘草 6 克　菊花 10 克　苦丁茶 15 克　夏枯草 15 克
浙贝母 10 克　瓜蒌 15 克　沙参 15 克　天花粉 15 克

三剂，愈。

讨论：翘荷汤出《温病条辨》上焦篇第五十四条："燥气化火，清窍不利者，翘荷汤主之。"方后注云："清窍不利，如耳鸣目赤，龈胀咽痛之类。翘荷汤者，亦清上焦气分之燥热。"此方为治燥气化火，上干清窍之常用方。该病例突出的表现是口干，鼻干，眼干，咽痛，多饮，燥热伤津的特征十分明显，故选用了翘荷汤，轻扬宣透上焦郁热。口干多饮，加沙参、天花粉清热生津。头痛，加菊花、苦丁茶疏散风热。淋巴结肿痛，加夏枯草清热散结。咳嗽，加浙贝母、瓜蒌化痰止咳。燥热去，津液复而愈。

二十三、白虎汤

1. 发热伴皮疹医案

宋某，男，75岁。

初诊：2020年6月16日。因不明原因发热入院，已住院一周，使用抗生素治疗后热不退，起皮疹，疑药疹，停用抗生素。会诊时见：发热，体温38.6℃，上午轻，下午重，汗多，不恶寒，口渴，乏力，脉洪大，舌红，苔黄燥，有裂纹。全身见广泛红色皮疹，发热时更重。

予白虎加人参汤加味：

石膏100克　知母15克　人参10克　玄参30克
生地30克　牡丹皮15克　大青叶30克　炙甘草10克

三剂，每日服一剂半。

二诊：2020年6月18日，上药服三剂，热退，精神转好，皮疹减少，色变淡，出院。

讨论：身热，口渴，汗出，脉洪大，白虎加人参汤证具。皮疹为气分热盛，窜入血分，仿化斑汤意，加玄参、生地、牡丹皮等，气血两清。

2. 发热伴腹泻、神志昏蒙医案

2019 年 8 月，我曾指导同门师妹治一九十八岁老人，发热一周不退，用抗生素无效。当时患者发热，神志昏蒙，滴水不进，腹泻，舌光红，少津，无苔，又并发房颤，渐至危笃。用白虎加人参汤，加干姜，两剂，热少退。又用竹叶石膏汤三剂，热退，开始吃饭，渐愈。惜当时未对病案进行及时整理，具体药物及剂量已记不清了。只能根据记忆整理，供大家参考。

讨论：这是一个危重患者，年龄大，发热时间长，又并发严重的房颤，随时有生命危险。发热，舌光红，少津，无苔，为热伤津气；腹泻为兼有脾寒。寒热错杂，津气两伤，用白虎加人参汤清热益气生津，加干姜温脾止泻。热退泻止后，又用竹叶石膏汤益气养阴，兼清余热。渐次调理而愈。

二十四、麻杏石甘汤

1. 发热伴咳喘医案

翟某，女，5 岁。

初诊：2021 年 11 月 4 日。咳嗽三天，有少量白痰，伴流涕，体温正常，稍有怕冷，舌质红，苔白腻，脉浮略数。

予杏苏散加味：

　　杏仁 6 克　苏叶 6 克　半夏 6 克　陈皮 6 克

　　前胡 6 克　枳壳 6 克　桔梗 6 克　茯苓 6 克

　　甘草 5 克　炒莱菔子 6 克　生姜 2 片　大枣 2 枚

三剂。

二诊：2021 年 11 月 5 日。上药服一剂，咳嗽不减，昨晚开始发热，体温 39℃，气喘，喉中痰鸣，双肺可闻喘鸣音，便干，三日未行，脐周痛甚，舌红，苔白腻，脉浮数。B 超腹部示：肠系膜淋巴结肿大。

予麻杏石甘汤加味：

　　麻黄 6 克　杏仁 6 克　石膏 18 克　甘草 5 克

　　浙贝母 6 克　瓜蒌 9 克　桑白皮 6 克　黄芩 6 克

　　鲜竹沥 20mL　鱼腥草 15 克　大黄 4 克　白芍 10 克

　　玄参 10 克　牡蛎 15 克　甜叶菊 2 克

三剂。

三诊：2021 年 11 月 8 日。体温正常，精神转好，便畅，腹痛止。仍有微咳，喉中痰鸣，舌红，苔转薄，脉略数。双肺少量喘鸣音。

予定喘汤加味：

白果 6 克　麻黄 6 克　冬花 10 克　半夏 6 克
桑白皮 6 克　苏子 10 克　黄芩 6 克　杏仁 6 克
甘草 5 克　竹沥 20mL　浙贝母 6 克　瓜蒌 9 克
地龙 10 克　石膏 15 克

三剂，愈。

讨论：一诊咳嗽，流清涕，怕冷，有白痰，为寒邪在表。但舌红提示有热，为外寒内热之证，当时症状较轻，内热也似不重，未予重视，仅用了杏苏散解表散寒。二诊咳喘痰鸣，更加发热，舌红脉数，为由寒转热，痰热壅肺，故用麻杏石甘汤清肺化痰平喘，加浙贝母、瓜蒌、竹沥清化痰热，桑白皮、黄芩、鱼腥草清解肺热。便干加大黄，釜底抽薪之意。腹痛加白芍缓急止痛。玄参、牡蛎与浙贝母合用，为消瘰丸，软坚散结，针对的是肠系膜淋巴结肿大。三诊体温正常，便畅，腹痛也止。稍有咳喘，以定喘汤清肺化痰平喘续治。

2. 发热伴咽痛、咳嗽医案（肺炎支原体感染）

张某，女，4 岁，体重 15 千克。网诊患者。

初诊：2021 年 11 月 24 日。发热三天，肺炎支原体血清学试验（＋），WBC：9.7×10^9/L。服阿奇霉素热不退。就诊时见：

发热，体温 38.6℃，咽痛声嘶，咳嗽无痰，舌红，苔白略腻。

予银翘散加减：

金银花 15 克　连翘 10 克　竹叶 6 克　荆芥 5 克

牛蒡子 6 克　薄荷 6 克　甘草 5 克　桔梗 5 克

芦根 10 克　杏仁 6 克　滑石 12 克　通草 3 克

浙贝母 6 克　黄芩 6 克　甜叶菊 2 克　厚朴 9 克

三剂。

二诊：2021 年 11 月 27 日。上方服一剂后热退。三剂服完，咽痛也止。仍有咳嗽，痰不多，不易咯出，大便干，舌红，苔白腻。

予麻杏石甘汤加味：

麻黄 6 克　杏仁 6 克　石膏 15 克　桑白皮 6 克

黄芩 6 克　浙贝母 6 克　瓜蒌 9 克　炒莱菔子 6 克

甘草 5 克　大黄 3 克　甜叶菊 2 克

三剂。愈。

讨论：一诊发热，咽痛，舌红，是邪热在肺，苔白腻是夹湿，故用银翘散加黄芩为主，清肺解毒利咽，加杏仁、滑石、通草、厚朴祛湿。二诊热退，咽痛止，但咳嗽，痰不易咯出，便干，舌红苔腻，为痰热壅肺，以麻杏石甘汤清热宣肺，加桑白皮、黄芩清肺热，浙贝母、瓜蒌化痰，莱菔子消食，大黄泻热通便。

3. 咳嗽久治不愈医案（肺炎支原体感染）

张某，女，4岁2月。

初诊：2021年12月13日。咳嗽20余天，西药治疗不效。就诊时见：不发热，恶寒，无汗，咳嗽频作，痰不多，流浊涕，舌略红，苔白腻厚浊，脉濡略数。肺炎支原体血清学试验1：320。

> 予苇茎汤加味：
> 芦根10克　桃仁5克　生薏仁10克　冬瓜仁10克
> 杏仁6克　车前子6克　前胡6克　浙贝母6克
> 瓜蒌9克　荆芥5克　豆豉5克　甜叶菊2克

三剂。

二诊：2021年12月16日。上药三剂，咳嗽大减，仍有微咳，喉中有痰，不易咯出，已不恶寒，鼻中赤烂，流黄涕，偶衄血，舌红，苔稍腻，脉略数。

> 予麻杏石甘汤加味：
> 麻黄5克　杏仁5克　石膏15克　浙贝母5克
> 瓜蒌9克　桑白皮5克　黄芩5克　鱼腥草10克
> 白茅根10克　滑石9克　芦根10克　葶苈子6克
> 炙甘草5克　甜叶菊2克

三剂，愈。

讨论：一诊咳嗽，流浊涕，舌红，苔白腻厚浊，脉濡，为湿热蕴肺，湿重热轻之证。恶寒是兼表。湿热咳嗽，可用之方不多。

苇茎汤原治肺痈，有清肺排脓化瘀之功。方中用了芦根、薏仁、冬瓜仁，祛湿之力著，故选用了苇茎汤，减桃仁量，祛湿清热泄浊。咳重，加杏仁、前胡、浙贝母、瓜蒌化痰止咳，车前子既可利湿，兼具止咳之功。兼表，加荆芥、豆豉散寒解表。

二诊：咳嗽大减，已不恶寒，鼻中赤烂，流黄涕，时有衄血，苔由腻转薄，脉数。表寒去，邪热壅肺，余湿不尽，用麻杏石甘汤清肺热为主，加桑白皮、黄芩、鱼腥草清肺热，白茅根凉血止衄，浙贝母、瓜蒌化痰止咳，葶苈子泻肺浊，滑石、芦根祛湿。表解里清，湿热俱解。

4. 发热伴咳嗽、咽痛医案（肺炎支原体感染）

黄某，女，18岁。

初诊：2022年2月24日。经期外感，已发热两天，体温40℃左右，自服布洛芬，有汗出，但热不退。就诊时见：发热，体温40℃，不恶寒，咽痛，咳嗽无痰，胃不适，食欲不振，舌红，苔薄白，脉浮数。查：肺炎支原体血清学试验1∶80，C反应蛋白18mg/L。某片：右肺中叶片状密度增高影。

予银翘散加味：

金银花30克　连翘15克　竹叶10克　牛蒡子10克

薄荷10克　甘草10克　桔梗10克　芦根30克

浙贝母10克　瓜蒌30克　黄芩15克　柴胡30克

杏仁10克

二剂。四小时服一次，当日服完两剂。

二诊：2022 年 2 月 25 日。昨日服上药两剂，晚上体温 37.4℃。今晨就诊时见：仍发热，体温 37.2℃，咳嗽，有黄痰，咽痛，胃不适，恶心，便溏，一日五六次，舌红，苔白稍腻，脉数。

予麻杏石甘汤加味：

麻黄 10 克　杏仁 10 克　生石膏 50 克　甘草 6 克
黄芩 10 克　连翘 15 克　浙贝母 10 克　前胡 10g
滑石 30 克　芦根 30 克　通草 3 克　半夏 10 克
黄连 6 克　鱼腥草 30 克

五剂，每日一剂半，分三次服完。

反馈：2022 年 3 月 2 日，电话随访，言服完上药后，热退，咽痛止，仍有微咳，畏中药苦，在家调理。

讨论：这是一个确诊的肺炎支原体感染的患者。不恶寒排除了表证。高热，咽痛，咳嗽，舌红，脉浮数，为热邪在肺，故用银翘散辛凉清解，加贝母、瓜蒌、杏仁化痰止咳。高热不退，适逢经期，胃不适，仿小柴胡汤意，用了柴胡、黄芩泻热安胃。银翘散为上焦之剂，本宜轻药频服。但本例病重且急，故重药频服，乃权宜之法。二诊基本退热，咳嗽，有黄痰，舌红，苔白略腻，为痰热壅肺，夹有湿邪，用麻杏石甘汤清热宣肺，加黄芩、连翘、鱼腥草清肺热，浙贝母、前胡化痰止咳。滑石、芦根清热祛湿。有干呕，下利，为湿热中阻，气机不畅，升降失常，用黄连、半夏辛开苦降，调畅气机。支原体肺炎病程较长，故频服增加药力，冀求速愈。上药服完，遗有微咳，基本治愈。

治疗外感病，伤寒与温病有很大不同。伤寒，证虽重，只要方法得当，常能一汗而解，汗出病瘥。温病，尤其是湿热病，颇费时日。我在近几年的实践中，治疗温热病，轻者轻药频服，日二夜一服；重者重药频服，甚至一日二剂，日三夜一服。常能迅速退热，提高疗效，缩短疗程。观吴鞠通银翘散方后注，留意清瘟败毒饮分大、中、小剂，自会明白其中道理。

二十五、葛根芩连汤

1. 发热伴呕吐、腹泻三日，输液无效医案

杨某，男，80岁。

初诊：2020年4月17日。腹泻三日，输液治疗无效。就诊时见：发热，体温38.4℃，不恶寒，呕吐，腹泻，水样便，日数十次，肛门灼热，下坠，几无食欲，舌红苔少，脉细数。

> 予葛根芩连汤加味：
>
> 葛根30克　黄芩10克　黄连6克　炙甘草6克
>
> 苍术10克　厚朴15克　陈皮10克　车前子15克
>
> 泽泻10克　茯苓10克　猪苓10克　神曲10克

三剂。

反馈：服一剂热退泻止。

讨论：初为外感，有恶寒，应是葛根加半夏汤证，但治不得法，表邪入里化热，内迫阳明，而成湿热泻。肛门灼热，下坠为热，大便如水样是湿。故用葛根芩连合平胃散，解肌清热，利湿止泻。湿去热清，发热下利均愈。

2. 发热伴呕吐、下利医案

李某，男，2岁。

初诊：2020年6月13日。发热三天，伴呕吐，下利。服西

药后，热退，呕止，但下利加重。就诊时见：下利，日数十行，下利稀水，夹不消化食物，秽臭难闻，舌红无苔，脉数。

> 予葛根芩连汤加味：
>
> 　　葛根 10 克　黄芩 6 克　黄连 3 克　山楂 6 克
> 　　炙甘草 3 克

二剂。

反馈：服一剂利止，止后服。

讨论：下利稀水，臭秽，夹不消化食物，舌红，脉数，为大肠湿热，兼有积滞，用葛根芩连汤清利湿热，加山楂化滞，湿去热清，而得速愈。

3. 发热伴腹泻、腹痛医案（肺炎支原体感染）

刘某，女，15 岁。

初诊：2022 年 1 月 20 日。腹泻三天，伴发热，体温38.2℃，不恶寒。每日大便七八次左右，大便不成形，腹痛，肛门灼热，下坠感。舌略红，苔白腻，脉滑数。查：肺炎支原体血清学试验：1∶80，C 反应蛋白 12.18mg/L。

> 予葛根芩连汤加味：
>
> 　　葛根 30 克　黄芩 10 克　黄连 6 克　白芍 15 克
> 　　木香 12 克　炙甘草 6 克

三剂。

二诊：2022 年 1 月 23 日。上药一剂，当晚热退，腹痛止。三剂服完，大便仍不成形，每日 2 至 3 次，食欲不振，舌略红，苔白腻，脉滑。

> 仍予上方加减：
>
> 　葛根 30 克　黄芩 10 克　黄连 6 克　苍术 10 克
>
> 　厚朴 15 克　陈皮 10 克　山楂 10 克　神曲 10 克
>
> 　炙甘草 6 克

三剂，愈。

讨论：支原体感染多以发热、咳嗽为主症。有兼下利者，多为兼症，较轻微，兼治即可。本例以腹泻、腹痛为主。虽兼发热，但热势不甚，较为少见。初诊不恶寒，排除了表证。发热，下利，腹痛，肛门灼热，舌红，苔白腻，为大肠湿热，故用葛根芩连汤清肠热而止下利。腹痛甚，加白芍、木香行气缓急止痛。二诊热退，腹痛止。仍有大便不成形，次数多，食欲不振，舌苔白腻。热减湿不退，仍用葛根芩连汤苦寒清热，合平胃散苦温燥湿，为苦寒复苦温法。食欲不振，加神曲、山楂消食和胃。湿去热清，升降复常，诸症悉愈。

二十六、清咽利膈汤

1. 高热伴咽痛医案（化脓性扁桃体炎）

杨某，男，6岁。

初诊：2018年10月25日。咽痛一天，伴发热，体温39℃。查：扁桃体肿大，有白色脓点，舌红苔少，脉数。

清咽利膈汤加味：

黄芩9克　黄连6克　金银花15克　连翘10克

薄荷6克　桔梗6克　牛蒡子6克　栀子6克

玄参10克　大黄5克　石膏30克　板蓝根15克

马勃6克　柴胡15克

三剂，两天服完。

二诊：遵嘱二天服完三剂药，热退，咽痛止，扁桃体略大，已无脓点。因脓疱疮就诊，用麻黄连翘赤小豆汤加蒲公英、茯苓、滑石、茵陈续治之。

讨论：化脓性扁桃体炎为实热证，常用清咽利膈汤重剂，一日两剂，或两日三剂，苦寒直折，有捷效。多年来，用此治扁桃体炎，恒效。

2. 外感不解，化热入里医案

张某，女，9岁。

初诊：2020年12月8日。昨晚开始发热，体温39℃。今晨就诊时，体温 39℃，恶寒，无汗，舌淡苔白，脉浮数。

> 予麻黄汤：
>
> 　　麻黄 10 克　桂枝 10 克　杏仁 6 克　炙甘草 6 克

一剂顿服。

反馈：中午服一剂，汗不出，发热依旧。晚六时，症状同前，续服一剂。但服后即吐，几无进药。自服西药，晚上热稍减。

二诊：2020 年 12 月 9 日。仍发热，体温 39.2℃，恶寒，无汗，扁桃体肿大，有脓点，但不痛，舌淡苔白，脉浮数。

> 予清咽利膈汤加味：
>
> 　　荆芥 5 克　防风 5 克　黄芩 6 克　川连 3 克
> 　　金银花 15 克　连翘 10 克　薄荷 6 克　桔梗 6 克
> 　　牛蒡子 6 克　栀子 6 克　玄参 10 克　大黄 5 克
> 　　石膏 30 克　板蓝根 15 克　柴胡 15 克

五剂，首日及次日各服一剂半。

2020 年 12 月 10 日晨反馈：服上药一剂半，昨晚热退，扁桃体脓点消失，精神转好。续服余药。

讨论：一诊发热，恶寒，无汗，是寒邪在表，服麻黄汤不得汗。晚六时，症状未变，再汗，惜服药呕吐，仍不得汗，热不退。二诊时仍发热，恶寒，表证仍在。但扁桃体肿大，化脓，说明邪已入里化热。为表寒里热之证，且表证轻而里热重，用清咽利膈汤，以治里热为主，兼以解表，表解里清，迅速退热。

二十七、普济消毒饮

1. 颌下淋巴结肿大医案

高某，女，24 岁。

初诊：2021 年 8 月 3 日。一周前咽痛，抗生素输液治疗四天，效不好。又口服头孢类抗生素三天，咽痛不减。就诊时见：咽痛，吞咽困难，颌下淋巴结肿大。舌红，苔略腻，脉滑数。查：咽部充血，扁桃体稍大，周围散在数个疱疹。

予普济消毒饮加减：
牛蒡子 10 克　黄芩 10 克　黄连 6 克　甘草 6 克
桔梗 10 克　马勃 10 克　连翘 15 克　玄参 15 克
板蓝根 30 克　薄荷 10 克　金银花 15 克　滑石 18 克
僵蚕 10 克

五剂。

二诊：2021 年 8 月 8 日。服上药，咽痛稍减，但咽部、上腭及颊黏膜满布白色疱疹，牙龈肿痛，口唇肿胀，糜烂，渗出，疼痛剧烈，不能吃饭。舌尖红，苔白厚浊腻，脉滑数。

予甘露消毒丹加味：

白蔻仁 6 克　藿香 10 克　茵陈 10 克　滑石 18 克

木通 6 克　石菖蒲 10 克　黄芩 10 克　连翘 15 克

浙贝母 10 克　射干 15 克　薄荷 10 克　茯苓 15 克

黄连 10 克　栀子 10 克　石膏 30 克　升麻 10 克

甘草 10 克

五剂。

三诊：2021 年 8 月 14 日。咽痛除，除牙龈周围有散在疱疹外，余疱疹消失，口唇已不肿，牙龈肿痛，牙龈上见数个白色疱疹。舌尖红，苔转薄白，脉滑略数。上方继服五剂，愈。

讨论：一诊以咽痛及颌下淋巴结肿痛为主，用普济消毒饮消散上焦风热。二诊时症状加重，满口疮疹，苔转浊腻，为湿热并重，兼有秽浊，徒清热则湿不去。故用甘露消毒丹清热解毒，化湿逐秽。热毒较重，加了黄连、栀子、升麻、石膏、甘草清热解毒。三诊时症状减轻，疱疹大都消失，牙龈肿痛，苔转薄白，热减湿去，余邪未尽，仍以上方清热解毒祛湿，防止复发。

2. 发热伴咽痛医案（咽峡炎）

王某，女，41 岁。

初诊：2022 年 7 月 16 日。八天前开始发热，伴咽痛，五官科诊为咽峡炎，予大剂量青霉素加替硝唑及地塞米松静点，局部雾化等治疗，共 8 天，无效。就诊时见：发热，体温 39℃，不恶寒，咽痛声嘶，张嘴及进食均感困难，舌红，苔稍腻，脉滑数。查：扁桃体不大，咽左侧壁红肿，颌下淋巴结肿大，触痛。

予普济消毒饮加味：

牛蒡子 10 克	黄芩 10 克	黄连 10 克	金银花 20 克
连翘 15 克	甘草 10 克	桔梗 10 克	板蓝根 30 克
马勃 10 克	玄参 15 克	柴胡 15 克	升麻 10 克
陈皮 10 克	薄荷 10 克	僵蚕 10 克	芦根 15 克

五剂。每剂煎 400mL，每日服一剂半，每次 200mL，分三次服完。

外用三黄二香散：

大黄 30 克	黄连 30 克	黄柏 30 克	乳香 15 克
没药 15 克			

研细末，用醋调敷，干则易之。

二诊：2022 年 7 月 19 日。用上药，内服加外敷，当晚热退。咽痛止，已无明显不适，颌下淋巴结缩小，几乎摸不到，轻微触痛，舌红，苔薄白，脉略数，内服方黄连改为 6g，三剂，愈。

讨论：《温病条辨》上焦篇第十八条：温毒咽痛，喉肿，耳前耳后肿，颊肿，面正赤，或喉不痛，但外肿，甚则耳聋，俗名大头温，虾蟆温者，普饮消毒饮去柴胡、升麻主之。该病例发热时间长，症状重，但临床表现较为简单：发热，咽痛，淋巴结肿痛。以热毒上攻、头面肿痛为特点，故选了普济消毒饮，疏风透热，解毒消肿。加金银花，增强原方清热解毒的力量。方中苦寒药较多，故加了芦根清热生津，防止芩连苦燥伤阴。外敷三黄二香散，有清热泻火解毒、活血消肿止痛之功，能迅速缓解局部肿痛，缩短治疗时间。

二十八、宣白承气汤

1. 发热、喘鸣伴神志不清医案

贺某，男，74岁。

初诊：2022年9月1日。患者素有喘疾，一周前因发热入院。入院后主要诊断：肺感染，电解质紊乱。予抗生素及对症治疗。热不退。会诊时见：发热，体温38℃，少量出汗，胃不适，食欲不振，喘，喉中痰鸣，每日需吸痰数次，神志不清，呼之有应答，但答非所问。舌尖红，苔白腻，中根部微黄，脉沉数。

> 予柴胡桂枝汤合葶苈大枣泻肺汤：
>
> 柴胡30克　半夏12克　人参10克　黄芩15克
> 桂枝10克　白芍10克　炙甘草6克　葶苈子30克
> 生姜15克　大枣10枚

三剂。

二诊：2022年9月4日。服上药，热退，痰鸣消失。神志昏蒙，时清时昧，咳嗽，气喘，大便一周未行，舌尖红，苔白腻，根部黄，脉沉。

> 予宣白承气汤加味：
>
> 大黄9克　石膏30克　瓜蒌30克　杏仁10克
> 桑白皮10克　黄芩10克　苏子15克　浙贝母10克
> 地龙15克　胆南星10克

三剂。

三诊：2022 年 9 月 9 日。大便通，神志转清，精神可，可以简单交流，仍气喘，痰不多，舌淡，苔白，脉沉而无力。拟出院。

予苏子降气汤加味：

苏子 15 克　橘皮 10 克　半夏 10 克　前胡 10 克

当归 10 克　厚朴 15 克　炙甘草 6 克　沉香 6 克

人参 10 克　熟地 20 克　山茱萸 15 克　五味子 6 克

五剂。

讨论：一诊以发热、气喘、痰多为主证。因神志不清，恶寒不得而知。但有汗出，胃不适，食欲不振，舌尖红，考虑是一个正气不足的外感。喘为宿疾，但痰特别多，对于卧床且神志不清的老年人，是极大的风险，故用了柴胡桂枝汤合葶苈大枣泻肺汤，和解表里，泻肺祛痰。二诊热退，痰鸣消失。咳喘，便秘，神志昏蒙为主，舌红，苔黄腻，为痰热阻肺，热结肠腑，肺与大肠同病。吴鞠通曰：阳明温病，下之不通，其证有五……喘促不宁，痰涎壅滞，右寸实大，肺气不降者，宣白承气汤主之。予宣白承气汤，化痰宣肺，泻热通腑。加桑白皮、黄芩清肺热，浙贝母、胆南星化痰热，苏子、地龙降气平喘。三诊大便通，神志转清，痰热去，以苏子降气汤续治痼疾。

二十九、清燥救肺汤

1. 久咳不愈医案

李某，男，52岁。

初诊：2021年11月11日。自述半月前感冒，此后咳嗽迁延不愈。就诊时见：咳嗽，咯多量白色泡沫状痰，咽干咽痒，有异味则呛咳，口燥殊甚，喜饮，杯不离手，半夜也需数次起床饮水。舌质红，有裂纹，苔少，脉细数。

予清燥救肺汤：

桑叶10克　枇杷叶15克　石膏30克　太子参15克

阿胶10克　杏仁10克　麦冬15克　火麻仁15克

浙贝母10克　瓜蒌15克　百部15克　当归10克

白茅根30克　炙甘草6克

五剂。

反馈：上药服一剂，仍咳，患者着急，打电话询问。嘱续服。二剂服完，咳嗽大减，口干也缓解。五剂尽，诸症悉愈。

讨论：该病例就诊前已服中西药多日，包括激素，均无效。除了咳嗽，伴随症状有两大特点：一是咯吐多量白色泡沫状痰，似属寒饮。二是口渴喜饮，杯不离手。肖老师认为咳喘憋闷，吐白色涎沫，黏滞不爽者，为清燥救肺汤的特异性方证。综合脉证，认为是燥邪干肺，气津两伤之证。燥邪干肺，肺失宣肃，则咳。肺气不宣，津液不布，则痰多而渴。一般而言，饮证虽也可有口渴，但多不喜饮，或不多饮。本证口渴多饮，与寒饮有别。舌红苔少，有裂纹，脉见细数，更是气津两伤之明证。予清燥救肺汤，清肺热，润肺燥，益气生津。痰多，加浙贝母、瓜蒌润燥化痰。咳甚，加百部、当归润肺止咳。口渴甚，加白茅根清热生津。过去，清燥救肺汤只用于干咳无痰，舌红苔少者。近年来，随着对本方证认识的加深，将本方用于咳嗽吐白痰，舌红苔少或咳嗽咯痰不爽，伴口渴，舌苔白燥者，均有良效。

2. 咳嗽伴咯吐白沫医案（肺炎支原体感染）

王某，男，8岁。

初诊：2021年12月26日。半月前因支原体肺炎住院治疗，共住院10天，热退。但咳嗽至今不愈。就诊时见：咳嗽，痰不易咯出，有时咯吐白沫，多汗，舌红苔略腻，脉细。

予清燥救肺汤加味：

　桑叶6克　枇杷叶9克　石膏15克　太子参10克

　阿胶5克　杏仁6克　麦冬9克　火麻仁9克

　浮小麦9克　浙贝母6克　瓜蒌9克　炙甘草5克

三剂。

二诊：2021年12月30日。咳嗽减轻，已不出汗，有少量黄痰，口干，便干，舌红，苔薄白，脉细。

予麻杏石甘汤加味：

　　麻黄 6 克　　杏仁 6 克　　石膏 15 克　　甘草 5 克

　　浙贝母 6 克　　瓜蒌 10 克　　桑白皮 6 克　　黄芩 6 克

　　沙参 10 克　　麦冬 10 克　　天花粉 10 克　　大黄 5 克

三剂。服后咳止，便畅，愈。

讨论：支原体肺炎多属湿热为患，清热祛湿为正治。但久治不愈，湿热化燥，耗气伤阴，后期常见肺燥之证。本例久咳不愈，咳吐白沫，舌红，为肺燥津伤，故用清燥救肺汤清热润燥，加浙贝母、瓜蒌润肺化痰止咳，浮小麦为多汗对症之药。二诊咳减，苔转薄白，少量黄痰，口干，便干，舌红，为肺热津伤，用麻杏石甘汤加桑白皮、黄芩清泄肺热，加浙贝母、瓜蒌化痰止咳，沙参、麦冬、天花粉养阴润肺，大黄泻热通便。热去阴复而愈。

3. 咳嗽咽痒，昼轻夜重医案

卫某，女，78 岁。

初诊：2021 年 2 月 27 日。半月前开始咳嗽，中西治疗不愈。就诊时见：咳嗽，昼轻夜重，咽痒，少量白痰，不易咯出，舌略红，苔白，脉沉细。

予止嗽散加味：

　　桔梗 10 克　　白前 10 克　　紫菀 15 克　　荆芥 10 克

　　陈皮 10 克　　百部 15 克　　杏仁 10 克　　前胡 10 克

　　浙贝母 10 克　　瓜蒌 15 克　　天花粉 15 克　　炙甘草 6 克

三剂。

二诊：2021 年 3 月 2 日。咳嗽不减，咽痒，痰少不易咯出，咽干口燥，舌略红，苔白燥，脉沉细。

予清燥救肺汤：

桑叶 15 克　枇杷叶 15 克　石膏 30 克　人参 10 克

阿胶 6 克　杏仁 10 克　麦冬 15 克　火麻仁 15 克

浙贝母 10 克　天花粉 15 克　僵蚕 10 克　荆芥 6 克

防风 10 克

五剂。愈。

讨论：一诊咳嗽，咽痒，有白痰，以祛风散寒，宣肺止咳论治，无效。二诊症状不减，加口燥咽干，白苔转燥，肺燥津伤，以清燥救肺汤清肺热、润肺燥为主，咽痒较甚，加荆芥、防风、僵蚕祛风止痒而愈。本方对过敏性咽炎、过敏性咳嗽而见咳嗽、咽痒，属肺燥津伤者有良效。

4. 频嗽夜甚，干咳无痰医案

袁某，男，41 岁。

初诊：2021 年 10 月 29 日。咳嗽 40 余天，迭服抗生素及祛痰止咳，抗过敏西药，均无效。就诊时见：咳嗽频作，夜间更甚。闻异味则加重。伴气短，无痰，咽干口燥，舌红少苔，脉细数。

予清燥救肺汤加味：

桑叶 10 克　枇杷叶 15 克　石膏 30 克　太子参 15 克

阿胶 10 克　杏仁 10 克　麦冬 15 克　火麻仁 15 克

浙贝母 10 克　瓜蒌 15 克　紫菀 15 克　百部 15 克

炙甘草 6 克

五剂。

反馈：当晚服一剂，患者即打电话鸣谢，言咳嗽、气短明显减轻。

二诊：2021 年 11 月 4 日：五剂服完，咳嗽，气短减轻，有异味则咳，夜间能安睡，近日天冷，原有荨麻疹加重，上方加当归 12 克，防风 10 克，五剂。诸症悉愈。

讨论：燥邪伤肺，气阴两伤，肺失宣肃，故咳嗽，气短；咽干口燥，舌红苔少，脉细数，也为气阴两伤之象。用清燥救肺汤，清肺热，润肺燥，益气养阴，加浙贝母、瓜蒌、紫菀、百部，润燥化痰止咳。本方常用于咳嗽变异型哮喘，表现为肺燥津伤者，有良效。

三十、杏仁汤

1. 久咳不止伴遗尿医案

高某，女，56 岁。

初诊：2022 年 9 月 18 日。咳嗽一月。门诊治疗不效，入院抗生素治疗十天，咳不减，出院。服中药治疗，效不显。就诊时见：咳嗽频频，昼夜不止，夜不能寐。伴咽痒，少量白痰，不易咯出。咳则遗尿，需穿纸尿裤，痛苦异常。舌尖红，苔白腻，脉沉。

予杏仁汤加味：

杏仁 10 克　黄芩 10 克　连翘 10 克　滑石 18 克
桑叶 10 克　茯苓 15 克　白豆蔻 6 克　陈皮 10 克
厚朴 15 克　半夏 10 克

五剂。

二诊：2022 年 9 月 25 日。咳嗽大减，白天微咳，夜间可安睡。白痰较多，易咯出。舌尖红，苔转薄腻，脉沉。前方加苇茎 30 克，生薏仁 30 克，冬瓜仁 30 克，桃仁 10 克，五剂，愈。

讨论：咳嗽为中医门诊常见病，外感内伤均可见到。本例较为特殊：病程长，咳嗽剧烈，中西医治疗不效。一诊咳嗽，咽痒，舌尖红，苔白腻，脉沉，为湿热蕴肺，湿重热轻之证。《温病条辨》上焦篇五十二条："舌白，渴饮，咳嗽频仍，寒从背起，伏暑所致，名曰肺疟，杏仁汤主之。"病机为暑湿蕴肺，肺失宣降，与本例颇为合拍。故选用了杏仁汤：轻宣肺气，祛湿清热，宣畅三焦。湿重，加陈皮、厚朴、半夏，与方中黄芩相伍，寓辛开苦泄之意。二诊咳减，白痰较多，合苇茎汤，加强原方祛湿清热之力。湿去热清，气机通畅，咳嗽迅速治愈。方后朱评："仆尝以此方治人，一二剂辄效，阅此，心怦怦有动也"。诚非妄言。

2. 咳嗽伴头晕医案

高某，女，38岁。

初诊：2022年10月19日。咳嗽一月余。一月前因感冒引起咳嗽，自服西药不愈。服中药五剂，效差。后又用左氧氟沙星等静点治疗五天，咳嗽不减，又加胃不适，停药。就诊时见：咳嗽，有少量黄痰，胃不适，头晕，恶心，食欲不振，舌尖红，苔白腻，脉濡。

予杏仁汤加味：

杏仁15克　连翘10克　滑石18克　桑叶10克
茯苓10克　白豆蔻10克　黄芩10克　陈皮10克
半夏10克　厚朴15克

五剂。

二诊：2022年10月24日。咳嗽止。仍有头晕，轻微恶心，食欲改善，舌尖红，苔白略腻，脉濡。

予半夏白术天麻汤加减：

半夏10克　白术15克　天麻18克　人参10克

黄芪15克　陈皮10克　黄柏10克　干姜5克

泽泻10克　茯苓10克　苍术5克　神曲10克

五剂，愈。

讨论：杏仁汤为吴鞠通方，治疗伏暑所致的肺疟：咳嗽，口渴，背寒。有宣肺止咳、祛湿清热、宣畅三焦气机之功。本例咳嗽，久治不愈。痰黄、舌尖红是有热。胃不适，头晕，恶心，苔白腻，脉濡，是有湿。湿热蕴阻，气机不畅，肺气不宣则咳。脾胃升降失常，则纳呆呕恶。故用杏仁汤祛湿清热，宣肺止咳。中焦湿重，加了苦温的陈皮、厚朴、半夏，与苦寒的黄芩、连翘相伍，寓苦辛通降之意。二诊咳嗽已解，头晕不除，为脾虚有湿，风痰上扰，用东垣半夏白术天麻汤，健脾益气，化痰息风而愈。

三十一、杏仁滑石汤

1. 发热伴咽痛医案

贺某，男，17岁。

初诊：2022年7月12日。发热三天，体温38℃左右，不恶寒，咽痛，胃不适，食欲不振，便稀，一日五到六次，舌红，苔白厚腻如积粉，脉濡数。

予杏仁滑石汤加味：

杏仁10克	滑石18克	通草3克	陈皮10克
厚朴15克	郁金15克	半夏10克	黄连6克
黄芩10克	连翘15克	射干15克	僵蚕10克

三剂。

二诊：2022年7月16日。热退，利止。时有小腹痛，便意频频，食欲差，舌红，苔白略腻，脉濡。

予半夏泻心汤去干姜甘草大枣加枳实杏仁方加味：

半夏10克　黄连6克　黄芩10克　杏仁10克

枳实15克　白芍15克　陈皮10克　神曲10克

炒二芽（炒麦芽、炒谷芽）各10克　太子参15克

五剂，愈。

讨论：湿热并重，弥漫三焦。湿热交蒸，故身热、咽痛。湿热中阻，气机不畅，脾胃升降失司，故食欲不振，下利。舌红，

苔白厚腻，脉濡数，为湿热俱重之证。治宜辛开苦泄，清化湿热，方选杏仁滑石汤。因有咽痛，加了连翘、射干、僵蚕解毒利咽。二诊热退利止，苔转薄腻，小腹痛，时有便意，为湿热未尽，中焦气机阻滞，续以半夏泻心汤去干姜甘草大枣加枳实杏仁方加味，辛开苦降，调畅气机，加白芍、陈皮行气缓急止痛，神曲、炒二芽消食和胃，缓缓调治而愈。

三十二、雷氏芳香化浊法

1. 发热伴呕吐医案

薛某，女，3 岁。

初诊：2022 年 6 月 29 日。从昨晚开始发热，体温 37.2℃，少量汗出，恶心，呕吐，食欲不振，舌略红，苔白腻。

> 予雷氏芳香化浊法加味：
>
> 藿香 5 克　佩兰 5 克　陈皮 5 克　半夏 5 克
>
> 大腹皮 6 克　厚朴 9 克　荷叶 6 克　芦根 9 克
>
> 滑石 9 克　竹叶 6 克　炒二芽（炒麦芽、炒谷芽）各 6 克

三剂。

反馈：当晚热退。三剂服完，诸症悉愈。

讨论：时值夏令，天暑下逼，地湿上蒸，小儿更易感受湿热之气而发病。湿热熏蒸，则身热汗出。湿热阻滞，气机不畅，脾胃升降失常，胃气上逆，则恶心呕吐。湿邪困脾，脾失健运，则食欲不振。舌红为有热，苔白腻为湿阻。治宜解暑化浊，方选雷氏芳香化浊法。因舌红，为热偏盛，故加芦根、滑石、竹叶清热祛湿。湿去热清，发热呕吐皆愈。

三十三、雷氏清凉涤暑法

1. 发热伴头痛医案

赵某，男，5岁。

初诊：2022年7月13日。

昨日长时间在烈日下玩耍，晚上回去以后身体不适，哭闹不已。今晨就诊时见：发热，体温37.5℃，无明显恶寒，汗出，头痛，腹痛欲呕，烦躁哭闹，坐卧不宁，舌红，苔白腻，脉濡。

予雷氏清凉涤暑法加味：

滑石12克　甘草3克　青蒿9克　白扁豆6克

连翘9克　茯苓6克　通草2克　半夏5克

厚朴9克　荷叶6克　芦根9克　薄荷6克

三剂。

反馈：当天服一剂，热退。14日晨电话随访，已无明显不适。

讨论：此即雷少逸所谓"冒暑"。暑为极热，多夹湿邪。外感暑湿邪气，暑湿熏蒸，则发热汗出。湿热上蒸清窍，则头痛。湿热中阻，气机不畅，则腹痛呕恶。热扰心神，则烦躁哭闹，坐卧不宁。舌红，苔白腻，脉濡数，均为湿热之征。方选雷氏清凉涤暑法，化湿涤暑。加荷叶、芦根、薄荷轻清宣透，清凉涤暑。湿偏重，加半夏、厚朴苦温燥湿，宣畅气机。湿去热清，气机复常，诸症悉解。

三十四、三仁汤

1. 自汗一年余医案

王某，男，55岁。

初诊：2018年8月27日。自汗一年余，动辄汗出，尤以头面部为甚，伴口苦，舌红，苔白腻，脉数。

> 湿热中阻，以三仁汤加味：
>
> 杏仁10克　白蔻仁10克　生薏苡仁30克　半夏10克
> 厚朴15克　通草6克　滑石18克　竹叶10克
> 浮小麦30克　黄连6克　藿香10克　茯苓10克

五剂。

二诊：2018年9月3日，出汗正常，略有口苦，舌苔转薄，上方继服五剂，愈。

讨论：自汗多属气虚，多从益气固表论治。但湿热中阻，气化失常，也间或有之。本例从湿热论治，通过宣化湿热，调畅气机，恢复人体正常的气化功能，而达到不治汗而止汗的目的。本例提供了治疗自汗的另一种思路。

2. 发热伴呕吐医案

李某，男，12岁。网诊患者。

初诊：2021年8月30日。三天前无明显原因发热。服中药治疗，药后发热不退，又加腹泻。改输液治疗，用阿奇霉素及头孢类抗生素，热不退。复加胃不适，呕吐。就诊时诉：发热，体温 38.6℃，不恶寒，汗出，呕吐涎沫，大便黏滞不爽，下坠，舌红，苔白厚腻。

予三仁汤加味：

杏仁 9 克　白蔻仁 6 克　生薏仁 15 克　半夏 6 克

川朴 9 克　通草 3 克　滑石 15 克　竹叶 6 克

连翘 9 克　黄芩 9 克。

当晚服一剂，次晨热退。

讨论：发热而不恶寒，知非表证。舌红是热，苔白厚腻，是湿。湿遏热伏，故发热汗出。湿热中阻，气机不畅，升降失司，故见呕吐，便黏后重。治以三仁汤清化湿热，宣畅气机。热邪偏重，加黄芩、连翘清热。湿去热清，气化复常，诸症悉解。

3. 发热伴呕吐医案（肺炎支原体感染）

姜某，女，8 岁。网诊患者。

初诊：2021 年 12 月 11 日。一周前打疫苗后开始发热，体温最高 38.6℃。三天后肌注糖皮质激素一支（具体不详），热少退。期间服奥司他韦、连花清瘟及阿莫西林等，体温一直在 37.6℃左右。就诊时见：已发热 6 天，体温 37.4℃，微咳，少量黄痰，发热时面赤，少量出汗，伴呕吐，胃胀，食欲不振，疲乏困倦，舌略红，苔白腻。查血常规：白细胞 3.54×10^9/L，中性粒细胞 30.2%。肺炎支原体 IgG > 300g/L，IgM2.68g/L。

予三仁汤加味：

　　杏仁6克　白蔻仁6克　生薏仁10克　半夏5克
　　厚朴9克　滑石12克　竹叶6克　通草3克
　　浙贝母6克　瓜蒌9克　黄芩6克　连翘9克
　　前胡6克

三剂。

反馈：当晚热退。

讨论：近期支原体感染流行。据我观察，大多属湿热证，包括一些非支原体感染的成人流感，临床症状也相似。久热不退，面赤少汗，呕吐，胃胀，乏力困倦，食欲不振，舌红，苔白腻，为湿热中阻，气机不畅，脾胃升降失常。治宜泄湿清热，宣畅气机。方选三仁汤。加浙贝母、瓜蒌、前胡化痰止咳，黄芩、连翘清热。湿去热清，气机调畅，热退而安。

4. 发热伴咳嗽医案（肺炎支原体感染）

强某，女，15岁。

初诊：2022年1月13日。就诊时见：发热，微恶寒，体温37.2℃，流清涕，咳嗽，无痰，咽痒，舌略红，苔白腻，脉弱。

予参苏饮：

　　人参10克　苏叶10克　葛根15克　木香10克
　　前胡10克　陈皮10克　半夏10克　茯苓10克
　　枳壳10克　桔梗10克　炙甘草6克　生姜15克
　　大枣4克

三剂。

二诊：2022 年 1 月 15 日。上方服二剂，热不退。体温 39℃，不恶寒，咳嗽，咯少量白痰，不易咯出，轻微咽痛，舌红，苔白腻，脉濡而数。查：肺炎支原体血清学试验：1：160，C 反应蛋白：10.95mg/L。

予三仁汤加味：

杏仁 10 克　白蔻仁 10 克　生薏仁 15 克　半夏 10 克

厚朴 15 克　通草 3 克　滑石 18 克　竹叶 10 克

黄芩 10 克　连翘 15 克　浙贝母 10 克　瓜蒌 15 克

三剂。

三诊：2022 年 1 月 19 日。上方一剂即热退，咳嗽、咽痛也愈。舌略红，中根部黄腻，脉濡，上方去黄芩、连翘、浙贝母、瓜蒌，三剂，愈。

讨论：一诊发热，恶寒，流涕，咳嗽，为风寒在表，脉弱为气虚，唯舌红，苔腻，似有湿热，但患者 15 岁，支原体感染以儿童多见，故仍以散寒解表益气为治。二诊：服上方两剂后发热更甚，高热，不恶寒，咽痛，咳嗽，少量白痰，不易咯出，舌转红，苔白腻，湿热之象显。确诊肺炎支原体感染，予三仁汤清化湿热。咽痛，加黄芩、连翘清肺热；咳痰不利，加浙贝母、瓜蒌润肺化痰。三诊热退，已无明显不适，但舌红，苔黄腻，为湿热未尽，以三仁汤续服。

5. 咳嗽迁延不愈医案（肺炎支原体感染）

王某，女，8岁。

初诊：2022年1月18日。一周前打疫苗后出现发热，后自行热退，但咳嗽迁延不愈。就诊时见：咳嗽，昼夜不止，咯白色涎沫，伴咽痛，舌红，苔白腻，脉濡。肺炎支原体血清学试验：1∶160。

予三仁汤加味：

　　杏仁6克　白蔻仁6克　半夏6克　生薏仁15克
　　厚朴9克　通草3克　滑石12克　竹叶6克
　　浙贝母6克　瓜蒌10克　黄芩6克　连翘9克

三剂。

二诊：2022年1月21日。咽痛止，咳嗽不缓解，咳嗽频频，喉中痰响，咯大量黄白稠痰，舌略红，苔白腻，脉濡。

予苇茎汤加味：

　　苇茎15克　桃仁6克　生薏仁10克　冬瓜仁15克
　　枇杷叶10克　滑石12克　甘草3克　葶苈子6克
　　大枣4克　杏仁6克　前胡6克　百部9克

三剂。

三诊：2022年1月24日。服上药后，咯出大量黄白痰涎，咳嗽大减，白天偶有微咳，痰少，舌红苔转薄白，脉濡。

> 苇茎汤加味续治：
>
> 苇茎 12 克　桃仁 6 克　生薏仁 10 克　冬瓜仁 10 克
>
> 杏仁 6 克　前胡 6 克　桔梗 6 克　甘草 5 克
>
> 百部 10 克　浙贝母 6 克　瓜蒌 10 克　枇杷叶 10 克

三剂，愈。

讨论：一诊咳嗽，咽痛，舌红，苔白腻，脉濡，为湿热郁阻。故选三仁汤清热祛湿，加浙贝母、瓜蒌化痰止咳，黄芩、连翘解毒利咽。二诊咽痛止，但咳嗽不减，咯大量黄白稠痰，热减湿不化。湿热蕴肺，湿重热轻，用苇茎汤合六一散，祛湿泄浊，兼以清热；合葶苈大枣泻肺汤，泻肺中痰浊。加枇杷叶、杏仁、前胡、百部清肺化痰止咳。三诊：咯出大量黄白痰涎后，咳嗽大减，痰也变少，续用前方加减，祛湿清热，化痰止咳而愈。

苇茎汤为治肺痈之剂，有良好的清肺排脓之功。据我观察，本方合葶苈大枣泻肺汤，有显著的清肺祛痰泻浊之力，用于痰涎壅盛，咳喘胸满者，甚效。

6. 发热伴咳嗽医案（肺炎支原体感染）

高某，女，15 岁。

初诊：2022 年 2 月 9 日。发热四天，体温 38.6℃，不恶寒，咳嗽，少量白痰，不易咯出，舌红，苔白厚腻，脉濡数。查：肺炎支原体血清学试验 1∶80，C 反应蛋白 6.28 mg/L。某片示：左下肺大片密度增高影。

予三仁汤加味：

杏仁 10 克　白蔻仁 10 克　半夏 10 克　生薏仁 30 克
厚朴 15 克　通草 3 克　滑石 18 克　竹叶 10 克
浙贝母 10 克　瓜蒌 15 克

三剂。

二诊：2022 年 2 月 11 日。仍发热，体温 38℃，咳嗽，有黄痰，咽痛，舌红，苔白腻，但较前薄，脉数。

予麻杏石甘汤合苇茎汤加味：

麻黄 10 克　杏仁 10 克　生石膏 50 克　苇茎 30 克
桃仁 10 克　生薏仁 30 克　冬瓜仁 30 克　浙贝母 10 克
瓜蒌 15 克　滑石 30 克　黄芩 10 克　连翘 15 克
炙甘草 6 克

三剂。

三诊：热退，仍有咳嗽，咯黄白痰，较多，易咯出，舌红，苔白稍腻，脉略数。

予苇茎汤加味：

苇茎 30 克　桃仁 10 克　生薏仁 30 克　冬瓜仁 30 克
浙贝母 10 克　瓜蒌 15 克　滑石 18 克　杏仁 10 克
陈皮 10 克　厚朴 15 克　半夏 10 克　前胡 10 克

三剂，愈。

讨论：这是一个确诊的支原体肺炎的患者，就诊时已发热四天。初诊发热，咳嗽，舌红，苔白厚腻，为湿重热轻之证，予三仁汤化湿清热。因有咳嗽，咯痰不利，加了浙贝母、瓜蒌化痰止咳。二诊热不退，咳嗽，有黄痰，又加咽痛，但腻苔转薄，湿减热重，用麻杏石甘汤加浙贝母、瓜蒌清肺化痰止咳，咽痛加黄芩、连翘解毒利咽。余湿不尽，合苇茎汤加滑石化湿清热。三诊热退，仍有咳嗽，咯多量黄白痰，为湿热蕴肺，续以苇茎汤加杏仁、滑石、陈皮、厚朴、半夏化湿清热，祛痰止咳，湿去热清而愈。

7. 发热伴咳嗽医案（肺炎支原体感染）

张某，男，5岁。

初诊：2021年11月10日。发热一天，体温37.5℃，咳嗽，少量白痰，舌尖红，苔白略腻，脉浮数。

予杏苏散加味：

杏仁6克	苏叶6克	半夏5克	陈皮6克
前胡6克	枳壳6克	桔梗6克	茯苓6克
炙甘草5克	桑白皮6克	黄芩6克	生姜2克
大枣2克			

2剂。

二诊：2021年11月13日。服上药，热不退。体温38.6℃，咳嗽，家属诉发热时有恶寒，舌转红，苔白腻，脉浮数。

予大青龙汤：

麻黄 10 克　桂枝 6 克　杏仁 6 克　石膏 15 克

甘草 5 克　生姜 2 克　大枣 2 克

一剂。

三诊：2021 年 11 月 14 日。上药一剂，有汗出但热不退，体温 38.9℃，咳嗽，痰时白时黄，舌红苔腻，脉数。

予麻杏石甘汤加味：

麻黄 6 克　杏仁 6 克　石膏 18 克　浙贝母 6 克

瓜蒌 9 克　桑白皮 6 克　黄芩 6 克　桔梗 6 克

前胡 6 克　百部 9 克　炙甘草 5 克

三剂。

四诊：2021 年 11 月 19 日。仍发热，体温 38.9℃，少量出汗，咳嗽，痰不多，舌红，苔黄腻，脉数。查：WBC：11.4×10^9/L，支原体血清学试验 1∶320，CT 示：左下肺炎。西医诊为：支原体肺炎，要求入院治疗。患者拒绝，仍要求中医治疗。

予三仁汤加味：

杏仁 6 克　白蔻仁 6 克　生薏仁 10 克　川朴 9 克

通草 3 克　滑石 12 克　半夏 6 克　竹叶 6 克

黄芩 6 克　连翘 6 克

一剂。

五诊：2021 年 11 月 21 日。热退，仍有咳嗽，痰黄，舌红苔腻，但较前薄，脉略数。

予甘露消毒丹加味：

白蔻仁 6 克　藿香 6 克　茵陈 10 克　滑石 12 克

木通 3 克　石菖蒲 9 克　黄芩 6 克　连翘 9 克

浙贝母 6 克　射干 9 克　薄荷 3 克　杏仁 6 克

瓜蒌 9 克

三剂。

六诊：2021 年 11 月 25 日。诸症皆愈，停药观察。

讨论：这是一个典型的用伤寒法治温病的过程，治不得法，颇费周章。一诊舌尖红苔腻，已有湿热征象，用杏苏散加桑白皮、黄芩散寒解表，兼清里热，不效。二诊时舌红苔白腻，发热更甚，因有恶寒，认为表寒里热，用大青龙汤发表清里，有汗出但热不退。三诊但热不寒，汗出，有黄痰，舌红苔腻，认为痰热壅肺，以麻杏石甘加味清肺化痰，不效。四诊确诊支原体肺炎，发热，咳嗽，痰不多，舌红苔黄腻厚浊，意识到可能是湿热为病，徒清热则湿不去，试用三仁汤清化湿热，幸得一剂退热。五诊以咳嗽、痰黄、舌红苔腻为主证，湿热未尽，湿热壅肺，用甘露消毒丹加味解毒化湿，清肺化痰，湿去热清而愈。

三十五、甘露消毒丹

1. 发热伴咳嗽、咽痛医案（肺炎支原体感染）

田某，女，7岁。

初诊：2021年11月25日。发热三天，体温38.9℃，微恶寒，无汗，咽痛，咳嗽，痰少不易咯出，舌红，苔黄腻，脉滑数。肺炎支原体血清学试验1∶320。

予甘露消毒丹加味：

白蔻仁6克　藿香6克　茵陈15克　滑石18克
木通5克　石菖蒲10克　黄芩10克　连翘10克
浙贝母10克　射干10克　薄荷10克　豆豉10克

三剂。

二诊：2021年11月28日。热退，仍有咽痛，微咳，咽痒，舌红苔转薄，稍腻，脉略数。

予银翘散加减：

金银花15克　连翘10克　竹叶6克　牛蒡子6克
薄荷6克　甘草5克　桔梗6克　芦根15克
杏仁6克　滑石12克　通草3克　茯苓6克
板蓝根15克　马勃6克

三剂，愈。

讨论：一诊发热，咽痛，咳嗽，舌红苔黄腻，脉滑数，为湿热郁阻之证，用甘露消毒丹清热祛湿，因有恶寒，加豆豉解表。二诊热退，腻苔转薄，以咽痛为主，邪热犹在，余湿未尽，以银翘散去荆芥、豆豉清解肺热，加板蓝根、马勃解毒利咽。加杏仁止咳，滑石、通草、茯苓祛湿。湿热分消，尽剂而愈。

2. 发热伴咽痛医案（肺炎支原体感染）

段某，男，13 岁。

初诊：2021 年 12 月 25 日。发热两天，口服阿奇霉素，热不退。就诊时见：发热，体温 38.6℃，略有恶寒，咽痛，吞咽困难，不出汗，微咳，食欲不振，舌红，苔白腻，脉滑数。查：肺炎支原体血清学试验 1∶160。

予甘露消毒丹加味：

白蔻仁 6 克　藿香 10 克　茵陈 15 克　滑石 30 克

木通 6 克　石菖蒲 10 克　黄芩 10 克　连翘 15 克

浙贝母 10 克　射干 15 克　薄荷 10 克　金银花 30 克

桔梗 10 克

四剂。首日服二剂。

二诊：热退，咽痛止，仍有咳嗽，咽痒，少量黄痰，不易咯出，舌红苔白腻，脉滑。

> 予麻杏石甘汤加味:
>
> 麻黄10克　杏仁10克　石膏30克　炙甘草6克
> 桑白皮10克　黄芩10克　浙贝母10克　瓜蒌15克
> 滑石18克　芦根30克　桃仁10克　生薏仁30克
> 通草3克

三剂，愈。

讨论：一诊以发热、咽痛为主症，伴食欲不振，舌红，苔白腻，脉滑数，为湿热俱重之证。故用甘露消毒丹清热解毒，化湿泄浊。有恶寒，是兼表，但表证不重，以里热为主，故先里后表。咽痛甚，吞咽困难，加金银花、桔梗解毒利咽。二诊：热退，咽痛止，咳嗽，有黄痰，舌红，苔白腻，为痰热蕴肺，湿浊不化。故用麻杏石甘汤清热宣肺，加桑白皮、黄芩清肺热；浙贝母、瓜蒌化痰止咳；滑石、芦根、桃仁、生薏仁、通草重在祛湿清热，寓千金苇茎汤意。湿去热清，咳嗽也止。

3.发热伴咽痛、咳嗽医案（肺炎支原体感染）

王某，女，37岁。

初诊：2022年1月12日。发热六天，每日体温在40℃左右。用头孢、左氧氟沙星及地塞米松静点，热不退。就诊时见：发热，体温40℃，自汗，咽痛，咳嗽，无痰，时寒时热，精神萎靡，食欲不振，舌红，苔白腻，脉濡而数。肺炎支原体血清学试验1：160。

予甘露消毒丹加味：

白蔻仁 6 克　藿香 10 克　茵陈 15 克　滑石 18 克

木通 6 克　石菖蒲 15 克　黄芩 15 克　连翘 15 克

浙贝母 10 克　瓜蒌 30 克　射干 15 克　薄荷 10 克

柴胡 30 克

四剂，每日二剂，水煎服。

二诊：2022 年 1 月 14 日。12 日服本方一剂半，当晚热退。仍有咳嗽，咽痒，咯白色泡沫，轻微咽痛，精神转佳，食欲较前好，舌红，苔白腻，脉濡。

予三仁汤加味：

杏仁 10 克　白蔻仁 6 克　生薏仁 15 克　半夏 10 克

厚朴 15 克　通草 3 克　滑石 18 克　竹叶 10 克

芦根 30 克　冬瓜仁 30 克　浙贝母 10 克　瓜蒌 15 克

黄芩 10 克

三剂，愈。

讨论：一诊高热，咽痛，咳嗽，舌红苔白腻，为湿热蕴毒，湿热俱重之证，故用甘露消毒丹清热解毒，祛湿泻浊，加瓜蒌，配浙贝母，增强原方化痰止咳之力。时寒时热，加柴胡，与黄芩相伍，寓小柴胡汤意。湿热俱重，高热不退，故一日二剂，病急药也重。二诊热退，仍咳嗽，咯白沫，舌红，苔白腻，热减湿不退，予三仁汤化湿行气，兼清余热。咽痛，加黄芩清肺热。原方止咳力弱，故加浙贝母、瓜蒌化痰止咳。苔白腻不退，加芦根、冬瓜仁化湿清热，与薏仁相合，含苇茎汤意。湿去热清，咳嗽、咽痛均愈。

4. 发热伴咽痛、咳嗽医案

张某，男，17岁。

初诊：2021年12月7日。发热三天，服西药不效。就诊时见：体温38.6℃，恶寒，咳嗽，无痰，咽痛，舌红，苔白腻，脉浮数。查：肺炎支原体血清学试验（一），血常规：白细胞 11.15×10^9/L。

予甘露消毒丹加味：
白蔻仁6克　藿香10克　茵陈15克　滑石18克
石菖蒲10克　通草3克　黄芩15克　连翘15克
浙贝母10克　射干15克　薄荷10克　瓜蒌15克
僵蚕10克　荆芥6克　豆豉10克　金银花30克

二剂，当日服一剂半。

二诊：2021年12月8日。昨日服上方一剂半，发热，咽痛减轻。仍有微热，体温37℃，咽疼，咳嗽，少量黄痰，鼻衄，口干，舌红，苔转薄白，脉浮。

予桑菊饮加味：
桑叶10克　菊花10克　杏仁10克　桔梗10克
连翘15克　芦根15克　甘草10克　薄荷10克
浙贝母10克　沙参15克　栀子10克　白茅根30克
瓜蒌15克　黄芩10克

三剂，愈。

讨论：一诊发热，咳嗽，咽痛，舌红苔白腻，为湿热俱重之证，故用甘露消毒丹清热解毒，化湿泻浊。恶寒是兼表，加荆芥、豆豉散寒解表；加瓜蒌，与浙贝母合用，清热化痰止咳；金银花、僵蚕清热解毒利咽。二诊热减，主证为咳嗽，咽痛，鼻衄，口干，苔转薄白，湿去热犹在，肺燥津伤，故用桑菊饮加浙贝母，清肺化痰止咳；加黄芩、栀子清热；沙参润肺养阴；白茅根清热凉血止衄。全方清肺化痰，润燥凉血，热去津复，咳嗽、咽痛、衄血均愈。

5. 发热伴咽痛、咳嗽医案（肺炎支原体感染）

刘某，女，38岁。

初诊：2022年1月16日。发热2天，服西药热不退。就诊时见：发热，体温38℃，微恶寒，咳嗽，少量白痰，口苦，舌略红，苔薄腻，脉数而弱。

予参苏饮加味：

人参10克	苏叶10克	葛根15克	木香10克
柴胡15克	前胡10克	陈皮10克	半夏10克
茯苓10克	枳壳10克	桔梗10克	炙甘草6克
生姜15克	大枣4枚		

三剂。

二诊：2022年1月17日。上药服一剂，热不退。昨晚发热加重。今晨就诊时见：发热，体温40.3℃，恶寒，昨晚后半夜自感时寒时热，多汗，咽痛，咳嗽，无痰，胃不适，食欲不振，舌红，苔白腻，脉数而无力。肺炎支原体血清学试验 1∶80，C 反应蛋白 11.93mg/L。停前药。

予甘露消毒丹加减：

白蔻仁 6 克　藿香 10 克　茵陈 15 克　滑石 18 克
木通 6 克　石菖蒲 15 克　黄芩 15 克　连翘 15 克
浙贝母 10 克　射干 15 克　薄荷 10 克　瓜蒌 15 克
柴胡 30 克　荆芥 10 克　豆豉 10 克

四剂，首日及次日各服一剂半。

三诊：上方服一剂半后热退。仍有微咳，无痰，口干，鼻干，唇干，多饮，舌略红，苔薄白，脉细略数。

予清燥救肺汤加味：

桑叶 10 克　枇杷叶 10 克　石膏 30 克　太子参 15 克
阿胶 10 克　杏仁 10 克　麦冬 15 克　火麻仁 15 克
甘草 6 克　玄参 15 克　黄芩 10 克　浙贝母 10 克
瓜蒌 15 克

三剂，愈。

讨论：一诊发热，恶寒，咳嗽，脉弱，似为气虚外感，故以参苏饮益气解表。二诊上药仅服一剂，热势反剧，体温高达 40℃以上，认为体温计不准，换体温计再量仍然如此。时寒时热，多汗，咳嗽，咽痛，舌红，苔白腻，湿热证特征明显。肺炎支原体血清学试验1∶80。C反应蛋白11.93 mg/L。确诊支原体感染。湿热俱重，故用甘露消毒丹清热解毒，化湿逐秽。时寒时热，有少阳病特征，故重用黄芩，加柴胡，寓小柴胡汤意。有恶寒，加荆芥、豆豉散寒解表。三诊热退，干咳无痰，口鼻干燥，多饮，舌略红，苔转薄白。湿热已解，肺燥津伤，予清燥救肺汤加浙贝母、瓜蒌，清肺热，润肺燥，化痰止咳而愈。

6. 发热伴咽痛、咳嗽医案（肺炎支原体感染）

杨某，男，47岁。

初诊：2022年1月22日。发热三天，自服药不效。就诊时见：发热，体温38℃，微恶寒，汗出，咽痛，咳嗽，咯痰不利，口苦，全身疼痛，烦躁欲死，舌红，苔白腻，脉濡数。查：肺炎支原体血清学试验1∶160。

> 予甘露消毒丹加味：
>
> 白蔻仁6克　藿香10克　茵陈15克　滑石18克
> 木通6克　石菖蒲15克　黄芩15克　连翘15克
> 浙贝母10克　射干15克　薄荷10克　瓜蒌15克
> 柴胡30克

四剂，首日服两剂。

二诊：2022年1月25日。上药服一剂后热退。仍有咽痛，咽干，微咳，咯痰不利，舌略红，苔薄白，脉略数。

予银翘散加味：

金银花 30 克　连翘 15 克　竹叶 10 克　牛蒡子 10 克

薄荷 10 克　生甘草 10 克　桔梗 10 克　芦根 15 克

黄芩 10 克　浙贝母 10 克　瓜蒌 15 克　玄参 30 克

射干 15 克　僵蚕 10 克

三剂，愈。

讨论：一诊发热，汗出，咳嗽，咽痛，舌红，苔白腻，脉濡数，湿热特征明显。恶寒是兼表，但不重。口苦、烦躁为少阳病特征。故先里后表，径用甘露消毒丹清热祛湿，化浊解毒，加瓜蒌，合浙贝母，化痰止咳。重用黄芩，复加柴胡，清解少阳。二诊热退，咽痛为主，苔转薄白，湿去热存，故以银翘散为主，清解肺热，加黄芩、射干、玄参、僵蚕解毒利咽，热去则咽痛也愈。

7. 发热伴咳嗽、咽痛医案

高某，女，8 岁。

初诊：2022 年 6 月 23 日。发热三天，自服西药热不退。就诊时见：发热，体温 37.8℃，伴咳嗽，痰少，不易咯出，轻微咽痛，舌红，苔黄浊腻，脉滑数。肺炎支原体血清学试验阴性。

予甘露消毒丹加味：

白蔻仁 6 克　藿香 9 克　茵陈 10 克　滑石 12 克

木通 3 克　石菖蒲 6 克　黄芩 6 克　连翘 9 克

浙贝母 6 克　射干 9 克　薄荷 6 克　瓜蒌 9 克

芦根 9 克

三剂。

二诊：2022 年 6 月 27 日。热退，仍有咳嗽，痰不易咯出，唇口糜烂，舌红，苔黄腻，脉数。

予苇茎汤加味：

　苇茎 15 克　桃仁 6 克　生薏仁 10 克　冬瓜仁 15 克

　杏仁 6 克　滑石 12 克　浙贝母 6 克　瓜蒌 9 克

　黄芩 6 克　枇杷叶 9 克　车前子 9 克

三剂。愈。

讨论：一诊发热，咳嗽，咽痛，舌红，苔黄浊腻，为湿热蕴肺，故用甘露消毒丹清热祛湿，解毒逐秽。咳重，加瓜蒌，合贝母化痰止咳。二诊热退，仍有咳嗽，舌红，苔黄腻，为湿热未尽，肺气不宣，用苇茎汤加味祛湿清热，宣肺化痰止咳。

湿热咳嗽，可选之方不多。薛生白曰：湿热证，咳嗽昼夜不安，甚则喘不得眠者，暑邪入于肺络，宜葶苈、六一散、枇杷叶等味；吴鞠通曰：太阴湿温喘促者，千金苇茎汤加杏仁、滑石主之。他们提出了治疗湿热咳嗽的基本思路，可资参考。

三十六、连朴饮

1. 发热伴呕吐下利医案

冯某，男，22岁。

初诊：2022年5月6日。昨日上午开始发热，伴呕吐，下利，自服藿香正气水不解。今晨就诊时见：发热，体温38℃，伴脘痞腹胀，食欲不振，呕吐，下利日十余行，黄色水样便，臭秽。舌红，苔少，脉濡数。

予连朴饮加味：

> 黄连6克　厚朴15克　半夏10克　豆豉10克
> 芦根15克　栀子6克　石菖蒲10克　车前子15克
> 葛根15克　黄芩10克　生姜10克

三剂。愈。

讨论：本证为湿热并重之候。湿热内蕴，湿郁热蒸，故身热。湿热郁阻中焦，气机不畅，脾胃升降失常，故脘痞腹胀，食欲不振，胃气上逆则呕吐，湿热下注则下利黄臭。舌红、脉濡数也为湿热内盛之象。用连朴饮辛开苦泄，清热燥湿，宣畅气机。加葛根、黄芩、车前子，合黄连，为葛根芩连汤意，加强原方清热止利的作用。加生姜，合方中半夏，降逆止呕。热清湿化，气机升降复常，热退，呕利均止。

2. 热退后吐利不止医案

刘某，女，70 岁。

初诊：2022 年 7 月 16 日。此为住院患者。三天前因发热入院，经抗生素治疗后热退，但吐利不止。会诊时见：不发热，时时欲呕，不能进食。下利，为水样便，一日二十余次。精神萎靡，舌红，有裂纹，苔黄腻，脉濡而数。

予王氏连朴饮加减：

> 厚朴 15 克　黄连 6 克　石菖蒲 10 克　半夏 6 克
> 栀子 6 克　芦根 15 克　滑石 18 克　甘草 3 克
> 车前子 15 克　竹茹 10 克

三剂。

二诊：2022 年 7 月 20 日。服上药，呕止。胃胀，大便仍不成形，一日三到四次。食欲不振，口苦，舌红，苔少稍腻，脉濡，予半夏泻心汤加减：

> 半夏 6 克　黄连 6 克　黄芩 10 克　太子参 30 克
> 炙甘草 6 克　陈皮 10 克　神曲 10 克　炒麦芽 10 克
> 大枣 4 枚

五剂，渐愈。

讨论：连朴饮出自王孟英《霍乱论》，治湿热蕴伏而成霍乱，兼能行食涤痰。会诊时患者发热已退，主要表现为呕吐，下利。舌红，有裂纹，苔黄腻，脉濡数，为湿热郁阻中焦，气机不畅，升降失常，兼有津伤。故选用了连朴饮，去辛温之豆豉，辛开苦降，燥湿清热。吐利较甚，加滑石、甘草、车前子利湿止泻。加竹茹清热止呕。二诊呕止，胃胀，便溏，舌红，苔少稍腻，脉濡，为湿热未尽，气机不畅，津液未复，半夏泻心汤去干姜，易人参为太子参，加陈皮、神曲、麦芽，辛开苦降，和胃消食，益气养阴，调理而愈。

三十七、新加香薷饮

1. 发热伴咽痛、头痛医案

赵某，女，10岁。

初诊：2022年7月15日。发热，体温39℃，恶寒，无汗，咽痛，头痛，呕吐，舌红，苔白腻，脉濡数。

予新加香薷饮加味：

香薷10克　厚朴15克　扁豆花10克　金银花15克

连翘10克　滑石18克　甘草6克　茯苓6克

青蒿10克　芦根15克　竹茹6克　佩兰6克

三剂，愈。

讨论：近日高温多雨，外感多湿热见证。再加贪凉饮冷，则易受寒而成湿热兼表之证。表有寒，则恶寒，无汗而头痛。暑湿内蕴，则发热，咽痛。湿阻气机，胃气不和，则呕吐。舌红，苔白腻，脉濡数，也为湿热之象。方选新加香薷饮，外散表寒，内清暑湿。加佩兰芳香化湿，茯苓、滑石、甘草甘淡祛湿，青蒿清热祛暑，芦根、竹茹清热止呕。

三十八、银翘马勃散

1. 发热伴咽痛医案

王某，女，6岁。

初诊：2022年7月16日。发热一天，体温38℃，伴咽痛，舌红，苔白腻，脉略数。

予银翘马勃散加味：

金银花15克　连翘10克　竹叶10克　甘草6克

射干9克　牛蒡子6克　僵蚕9克　桔梗6克

马勃6克　滑石9克

三剂。

二诊：2022年7月19日。热退，咽痛止，舌略红，苔转薄白，停药观察。

讨论：银翘马勃散出自《温病条辨》上焦篇第四十五条：湿温，喉阻咽痛，银翘马勃散主之。用于湿温化燥，上攻咽喉而致的喉阻咽痛。本例发热，咽痛，舌红，苔白腻，为上焦湿热，热重湿轻之证，用银翘马勃散，轻凉清解，宣透郁热。加僵蚕、桔梗、竹叶、甘草解毒利咽，滑石清热利湿。热去湿清，发热咽痛均止。

三十九、达原饮

1. 感冒后嗅觉丧失医案

杨某，女，45岁。

初诊：2022 年 7 月 2 日。

三月前感冒，由于治不得法，迁延半月才愈。此后嗅觉丧失，在当地及上级医院五官科反复检查治疗，无效。就诊时诉：嗅觉丧失，不闻香臭，无鼻塞、流涕，食欲较差，口苦，便溏，余无所苦。舌淡，苔白厚浊腻，脉沉。

予达原饮加味：

厚朴 15 克　槟榔 15 克　黄芩 10 克　白芍 10 克
知母 10 克　草果仁 10 克　甘草 6 克　辛夷 10 克
薄荷 10 克　半夏 10 克　黄连 6 克　石菖蒲 15 克
郁金 15 克

五剂。

二诊：2022 年 7 月 8 日。自诉嗅觉改善，对大部分食物味道均有感觉，但比正常时仍欠灵敏。食欲较好，仍有口苦，便溏，舌淡，苔白略腻，脉沉。上方草果仁减为 6 克，继服五剂，愈。

讨论：感冒后由于鼻炎加重，嗅觉减退并不少见。但大多数伴鼻塞，流浊涕，予清肺热，通鼻窍，鼻炎症状改善后，嗅觉会逐渐恢复。本例较为特殊，感冒后并无鼻炎症状，但嗅觉丧失，长期治疗，不能恢复。除了嗅觉丧失外，最明显的伴随症状是舌苔白厚浊腻，食欲不振，口苦便溏。考虑湿浊中阻，气机不畅，湿浊上蒙，清窍不灵。试用达原饮，疏利透达中焦湿浊，加辛夷、薄荷辛宣通窍。因有口苦、便溏，加黄连、半夏合方中黄芩、厚朴辛开苦降，调畅气机。石菖蒲、郁金化湿开窍。湿热去，气机畅，嗅觉逐渐恢复，提供了治疗此类疾病的另一种思路。

四十、蒿芩清胆汤

1. 发热伴吐利、腹痛医案

穆某，女，34 岁。

初诊：2022 年 6 月 20 日。发热三天，输液热不退。就诊时见：发热，体温 39℃，寒热往来，一日数次，汗出，脘痞腹胀，恶心，腹痛，下利，一日七八次，大便如泥，溏滞不爽，舌淡，苔白腻，脉濡数。

予蒿芩清胆汤加味：

青蒿 15 克　黄芩 10 克　陈皮 10 克　半夏 10 克
茯苓 10 克　滑石 18 克　青黛 6 克　甘草 6 克
枳壳 10 克　竹茹 10 克　厚朴 15 克

三剂。

二诊：2022 年 6 月 22 日。上药服一剂热退。微咳，痰少不利，胃胀，食欲不振，大便溏，一日三至四次，舌红，苔中根部黄腻，脉滑数。

予半夏泻心汤去干姜甘草加枳实杏仁方（吴鞠通方）加减：
半夏 6 克　黄连 6 克　黄芩 10 克　枳实 10 克
杏仁 10 克　陈皮 10 克　浙贝母 10 克　车前子 15 克
神曲 10 克　炒二芽（炒谷芽、炒麦芽）各 10 克

三剂，愈。

讨论：时值夏令，天气炎热，外感暑湿，郁于少阳，故往来寒热。湿热郁阻，三焦气滞，胆胃不和，脾胃升降失常，故脘痞腹胀，恶心下利，腹痛。舌淡，苔白腻，脉濡数为湿重热轻之象。治宜祛湿为主，清透少阳，分消走泄，方选蒿芩清胆汤。湿重，加厚朴燥湿行气。二诊热退，胃胀，便溏，兼有微咳，舌红，苔黄稍腻，湿减热象渐显，湿热中阻，升降失常，故以吴鞠通半夏泻心汤去干姜甘草加枳实杏仁方为主，辛开苦降，清热祛热。微咳，故加浙贝母、车前子合杏仁，宣肺化痰，祛湿止咳。食欲不振，加陈皮、神曲、炒二芽和胃消食。湿去热清，气机升降复常而愈。

2. 发热伴呕吐医案

张某，女，30岁。

初诊：2022年7月27日。怀孕七月。近三日来发烧，体温38℃左右，时寒时热，口苦，胃不适，食欲不振，呕吐，舌略红，苔白腻，脉濡数。

予蒿芩清胆汤加味：

青蒿 12克	黄芩 10克	陈皮 10克	半夏 10克
茯苓 10克	滑石 18克	甘草 6克	青黛 6克
枳实 10克	竹茹 10克	芦根 15克	竹叶 10克

三剂。

二诊：2022年7月28日。上方服一剂，热退，呕止，但胃痛，伴胃胀，恶心，便溏，舌红，苔白腻，脉濡，停前药。

> 予半夏泻心汤加味：
> 半夏 10 克　黄连 3 克　黄芩 10 克　干姜 10 克
> 人参 10 克　大枣 4 枚　炙甘草 6 克　陈皮 10 克
> 白芍 15 克　神曲 10 克　炒二芽（炒谷芽、炒麦芽）各 10 克

三剂，愈。

讨论：何秀山曰：足少阳胆，与手少阳三焦合为一经。若受湿遏热郁，则三焦之气机不畅，胆中相火乃炽。此（蒿芩清胆汤）为和解胆经之良方，凡胸痞作呕，寒热如疟者，投无不效。

湿热郁于足少阳胆，故寒热往来，口苦。胆胃不和，胃气上逆，则呕吐。舌红，苔白腻，脉濡数，为湿热郁阻之象。故用蒿芩清胆汤清泄少阳，分消湿浊。上方仅服一剂，即热退呕止。但胃痛，伴胃胀、恶心、便溏，舌红苔腻，主要表现为中焦湿热，气机阻滞，脾胃升降失常，故停前药，以半夏泻心汤为主，辛开苦降，复其气化，加白芍缓急止痛，湿热去，气化复，遂愈。

3. 无汗伴内热烦躁医案

杨某，男，19 岁。

初诊：2022 年 8 月 19 日。患者一月前无明显原因突然出现全身不能出汗，皮肤干燥异常。室外气温高达 36℃左右，也无一点汗出。自觉内热，尤其胸中热，口渴，喜凉饮，夜间更觉燥热，不得眠，每晚要冲五六次冷水澡。烦躁异常。舌红，苔黄腻，脉沉而滑。

予甘露消毒丹加减：

白豆蔻6克　藿香10克　茵陈15克　滑石18克
木通6克　石菖蒲15克　连翘15克　射干10克
薄荷10克　石膏30克　茯苓15克　黄芩10克
青蒿10克

五剂。

二诊：2022年8月25日。仍不出汗，但内热减轻，胸中微热，口已不渴，夜间可安睡，舌红，苔转薄腻，略黄，脉沉。

予蒿芩清胆汤加味：

陈皮10克　半夏10克　茯苓10克　枳实10克
竹茹10克　青蒿15克　黄芩10克　滑石18克
甘草6克　青黛6克　郁金15克　石菖蒲15克

五剂。

三诊：2022年8月31日。仍无汗，近日天气转凉，已无明显不适。舌淡红，苔薄白，中根部稍腻，脉沉。

予香薷饮加味：

香薷15克　厚朴15克　扁豆花15克　滑石30克
竹叶10克　芦根30克　杏仁15克　通草3克
生薏仁30克　茵陈15克

三剂。

此后再未复诊。2022 年 9 月 5 日，电话随访，仍不出汗，无其他不适症状，已上学。

讨论：一诊无汗，内热，烦躁，口渴，喜凉饮，舌红，苔黄腻，为湿热内蕴。因无汗，邪无出路，故烦躁异常。以甘露消毒丹清化湿热，宣通气机，冀湿热去，气机畅而汗出邪去。二诊仍不出汗，但症状大都消失，夜间可安睡。苔稍腻，为湿热未尽，气机不畅。二诊主要解决的问题是不出汗。考虚湿热阻滞，气机不畅，气化不行，故从少阳及三焦入手，用蒿芩清胆汤分消湿热，宣畅气机。三诊苔转薄，但仍无汗，苦无思路，跟诊同学建议用解表法，试用发表化湿之香薷饮试治。无效。经云：阳加于阴谓之汗。该病例既非阳虚不能蒸化，也非津亏无源做汗。从湿热入手，有效，症状减，但汗不能复。遍考诸籍而无获。思忖再三，计穷，无良策，停药观察。

四十一、藿朴夏苓汤

1.头痛、咽痛、腹泻医案

同门师妹约看的网诊患者，我简单整理出来，供同门学习。

初诊：某女，34 岁，美籍华人，居住地洛杉矶。初诊：2020 年 3 月 16 日。患者提供的症状：头痛，喉咙痛，全身肌肉疼，特别累，腹泻，舌红，苔白略腻。

予藿朴夏苓汤加减：

藿香 10g	厚朴 15g	半夏 10g	茯苓 10g
杏仁 10g	白蔻仁 10g	生薏仁 15g	豆豉 10g
猪苓 10g	滑石 18g	芦根 15g	黄芩 10g
连翘 15g	竹叶 10g		

反馈：服两剂，汗出，诸症悉愈。

讨论：患者为美籍华人。当时洛杉矶新冠疫情很重，患者一家四口人，有三口发病，症状相似，医院人满为患，无处就医，惶惶不可终日。无奈只好让亲友约看国内的医生。头痛，身疼，苔白，为寒邪在表；咽痛为热；乏力，腹泻，苔腻，为湿困脾胃。综合考虑，为湿热兼表之证。藿朴夏苓汤具解表散寒、行气化湿之功，偏于温燥，清化之力不足。故原方加黄芩、连翘解毒利咽，加竹叶、滑石、芦根、清化湿热。全方具散寒解表，清化湿热，解毒利咽之效。通过加减，方证更为合拍，疗效较好，可供参考。

四十二、半夏泻心汤

1. 慢性胃炎伴糜烂、多发息肉医案

李某，女，48 岁。

初诊：2020 年 12 月 26 日。慢性胃炎病史十余年。2020 年 9 月 23 日在柳林县人民医院行胃镜检查：慢性非萎缩性胃炎伴糜烂，胃体多发息肉，最大的 0.2cm×0.2cm。就诊时见：上腹饱胀，烧心，吐酸水，口苦口臭，便溏，舌红，苔腻略黄，脉弦细。

予半夏泻心汤：

半夏 10 克　黄连 6 克　黄芩 10 克　干姜 10 克
人参 10 克　炙甘草 6 克　大枣 4 枚　吴茱萸 2 克
煅瓦楞子 30 克　浙贝母 10 克　海螵蛸 15 克　神曲 10 克

五剂。

此后以上方加减出入共服二十五剂。

六诊：2021 年 2 月 20 日，自觉症状全部消失，舌略红苔净。胃镜示：慢性非萎缩性胃炎，息肉消失。停药观察。

讨论：饱胀，口苦，便溏，为典型的泻心证，惟胃酸烧心较重，故加吴茱萸与黄连成左金丸，再加瓦楞子、浙贝母、海螵蛸制酸，为对症之药。寒热并用，辛开苦降，湿热去，气机畅，症状解除，息肉也随之消失。方中半夏、浙贝母、瓦楞子兼具软坚散结的作用，可能对息肉有效。用半夏泻心汤治疗胃息肉，报道不多，值得认真研究。

2. 呕吐、下利医案

张某，男，16岁。

初诊：2021年10月11日。患者平素饮食稍有不慎，即肠鸣便溏，已历二年。三日前无明显诱因突发呕吐，下利，一日均超十余次。自服氟哌酸、吗丁啉等无效。就诊时见：呕吐频作，下利，一日十余次，呕吐物为不消化食物及酸苦水，大便稀，黏滞不爽，伴胃胀，肠鸣，食欲不振，舌略红，苔白，根部厚腻，脉弦。

> 予半夏泻心汤加味：
>
> 半夏12克　黄连3克　黄芩10克　干姜10克
>
> 人参10克　炙甘草6克　大枣4枚　陈皮10克
>
> 神曲10克

三剂。

二诊：2021年10月17日。上药服一剂，呕止利停，胃胀也除。食欲改善，仍便溏，偶肠鸣，全身乏力，舌苔转薄。上方加炒山药30克，炒薏仁15克，五剂。

反馈：2021年10月21日反馈，已无明显不适，停药观察。

讨论：半夏泻心汤是消化道疾病常用方。或呕，或利，或心下痞，或痛，伴舌红苔黄腻者，均可使用。其证常为慢性过程，多见于各型胃炎，肠功能紊乱者。本例急性发作，呕利痞并见，并不多见。家属着急，急欲住院。我告患者，证虽急，但治疗易，一剂便可见效。中焦湿热阻滞，气机不畅，升降失常，故呕利痞并做。用本方辛开苦降，调畅气机，加陈皮行气除满，降逆止呕，神曲消食和胃。二诊呕利痞俱止，仅有便溏，肠鸣，为湿热未尽，脾虚不运，加山药、薏仁健脾除湿。湿去热清，脾运复健，气机调畅，升降复常，迅速治愈。

3. 饱胀、肠鸣、便溏医案

李某，男，19岁。

初诊：2021年2月20日。近一月来上腹饱胀，伴食欲不振，肠鸣，便前腹痛，大便一日三到四次，不成形，黏滞不爽，口苦口臭，舌红，苔黄腻，脉弦。

予半夏泻心汤加味：

半夏10克　黄连6克　黄芩10克　干姜10克

人参10克　炙甘草6克　大枣4枚　乌梅10克

白芍10克　神曲10克　焦山楂10克

五剂。

二诊：2021年3月1日。腹胀除，食欲转好，大便成形，一日一次，舌红，苔转薄，脉弦。上方去乌梅、白芍、神曲、山楂，五剂，巩固疗效。

讨论：腹胀，便黏，口苦，为湿热中阻，气机不畅，泻心汤证具。腹痛为肝脾不调，木克脾土。用半夏泻心汤辛开苦降，清热祛湿，宣通气机。加山楂、神曲消食化积；白芍、乌梅酸味入肝，敛肝缓急止痛。二诊诸症悉除。以泻心汤原方巩固疗效。

4. 上腹部疼痛医案（十二指肠溃疡）

高某，男，41 岁。

初诊：2019 年 8 月 12 日。上腹部疼痛一月余，加重一周。伴口苦，口干，便溏，大便一日 2 ～ 3 次，食欲不振，舌红，苔黄腻，脉滑数。胃镜示：十二指肠溃疡。

> 予半夏泻心汤合丹参饮加味：
>
> 丹参 30 克　檀香 6 克　砂仁 5 克　半夏 10 克
>
> 黄连 6 克　黄芩 10 克　干姜 10 克　人参 10 克
>
> 炙甘草 6 克　大枣 4 枚　白芍 15 克　蒲公英 30 克

五剂。

二诊：2019 年 8 月 18 日，服上药，二剂后痛止，口苦减轻，仍便溏，但次数减少。原方继服五剂，愈。

讨论：半夏泻心汤主治"呕，利，痞"，但也可以治痛。湿热中阻，升降失常，气机不畅而见疼痛者，可加白芍缓急止痛，夹瘀合丹参饮，寒重合良附丸，气滞合四逆散，有捷效。

5. 大便失禁医案

高某，男，6 岁。

初诊：2019 年 7 月 29 日。三月前无明显原因出现大便失禁，每日大便 2 至 3 次，无知觉。肠镜示：肠蠕动较差，余正常。多方治疗不效，无法上学。就诊时见：大便失禁，每日 2 至 3 次，便黏，不成形，舌红，苔腻略黄，脉滑数。

予半夏泻心汤试治：

半夏6克　黄连3克　黄芩6克　干姜6克

党参10克　吴茱萸5克　肉豆蔻6克　补骨脂6克

五味子3克　炙甘草5克　大枣4枚　乌梅6克

石榴皮10克

五剂。

二诊：2019年8月4日，服上药，近五日仅有一次大便无知觉，舌脉同前，上方继服五剂，愈！

讨论：小儿大便失禁，为少见病。患儿除了大便失禁外，有中焦湿热的证候。滑脱不禁，考虑可能有肾虚不摄的因素，故两方合用，清化湿热与补肾固摄并行，从而获效。

6. 上腹疼痛医案（胃溃疡）

郭某，女，64岁。

初诊：2019年11月9日，上腹疼痛一月余。胃镜示：胃溃疡。前医以中药治疗一月，大抵温中散寒之品，不效，遂认为日久病深，宜丸药缓治，患者拒绝。就诊时见：上腹疼痛，伴口苦，口臭，食欲不振，大便正常，舌红舌边黯，舌苔少，脉弦。

湿热夹瘀，宜辛开苦降，化瘀行气，半夏泻心汤合丹参饮加味：

半夏10克　黄连3克　黄芩10克　干姜10克

人参10克　炙甘草6克　大枣4枚　白芍30克

丹参30克　檀香6克　砂仁5克　神曲10克

五剂。

二诊：上方服一剂，当晚即痛止。食欲转好，仍有口苦，上方继服五剂，愈。

讨论：半夏泻心汤主治"呕，利，痞"，但也可以用来治胃痛而见湿热征象者。湿热中阻，升降失常，气机不畅而见疼痛者，可用半夏泻心汤辛开苦降，调畅气机。加白芍缓急止痛；夹瘀可合丹参饮，行气活血止痛。中焦湿热诸证，辛开苦降为经典治法，屡用屡效。

7. 口咸伴口臭医案

于某，女，47岁。

初诊：2021年9月14日。不明原因口咸半年。吃东西或喝水，都感觉口中有咸味，伴口臭，食欲不振，舌红苔少，中根部腻，脉弦细。

予半夏泻心汤加味：

半夏10克　黄连6克　黄芩10克　干姜10克

人参10克　大枣4克　炙甘草6克　生地15克

当归15克　枸杞子15克　白芍15克　麦冬15克

五剂。

二诊：2021年12月2日。言服上药，口咸、口臭皆愈。近日又觉口咸，舌脉同前，仍予上方五剂，服后口咸消失，停药观察。

讨论：《张氏医通》曰：口咸，肾液上乘也。六味地黄丸加五味乌贼骨。其指出肾阴不足为口咸的病机之一。本例口咸见舌红苔少，脉弦细，为肝肾不足，故仿一贯煎意，用生地、当归、枸杞子、白芍、麦冬补益肝肾。口臭，舌红苔中根腻，食欲不振，为中焦湿热，故合用了半夏泻心汤辛开苦降，清化湿热。二方合用，补益肝肾之阴，清化中焦湿热，湿热去，阴虚复，则口咸、口臭皆愈。用清化湿热、补益肝肾的方法治疗口咸，报道不多，可资参考。

四十三、生姜泻心汤

1. 腹泻月余医案

李某,男,54岁。

初诊:2018年8月15日。腹泻一月,西医诊为肠功能紊乱,治疗一月,无效。就诊时见:腹泻,水样便,一日十余次,伴上腹饱胀,呕吐,嗳腐,肠鸣,食欲不振,舌红,苔白厚腻,脉濡数。

> 予生姜泻心汤加味:
>
> 生姜15克　半夏10克　黄连6克　黄芩10克
>
> 干姜3克　人参10克　大枣4枚　焦三仙各10克
>
> 苍术10克　白术10克　厚朴15克　炙甘草6克

五剂。

反馈:服一剂吐泻即止,五剂愈!

讨论:"呕、利、痞"并见,泻心汤证无疑。但本例水样便,嗳腐,食欲不振,苔白厚腻,夹水饮、食滞,故用生姜泻心汤,和胃降逆,散水消痞。

2. 呕吐三年余医案(贲门松弛)

穆某,女,35岁。

初诊：2018 年 4 月 8 日。反复发作的呕吐三年余，胃镜示贲门松弛。西药治疗几无效。就诊时见：恶心，呕吐，晚上不能平卧，平卧则呛咳，呕吐胃内容物，食欲不振，舌略红，苔白腻，脉沉无力。

予生姜泻心汤：

　　生姜 30 克　半夏 10 克　黄连 3 克　黄芩 10 克

　　人参 10 克　炙甘草 6 克　干姜 3 克　大枣 4 枚

　　神曲 10 克　炒二芽各 10 克　陈皮 10 克

五剂。

二诊：2018 年 4 月 13 日二诊，诸症已平，舌转淡，偶有吐少量白涎，吴茱萸汤善后。

讨论：以呕为主，寒热错杂，但寒多热少，故用了生姜泻心汤，重在辛开。重用生姜，伍半夏，即小半夏汤意，和胃降逆止呕。二诊时，舌红转淡，内热已去，尽显寒象，用吴茱萸汤温肝暖胃，巩固疗效。

3. 妊娠上腹疼痛、呕吐医案

魏某，女，38 岁。

初诊：2018 年 3 月 2 日。妊娠七月，上腹疼痛，呕吐，烧心吐酸，食欲不振，舌红苔腻，脉弦。诸医皆因妊娠风险大而拒诊。

予生姜泻心汤：

生姜 30 克　半夏 10 克　黄连 6 克　黄芩 10 克

人参 10 克　吴茱萸 2 克　浙贝母 10 克　乌贼骨 15 克

白芍 15 克　陈皮 10 克　神曲 10 克　炙甘草 6 克

大枣 4 枚

三剂。

二诊：2018 年 3 月 4 日，诸症皆愈，停药饮食调理！

讨论：妊娠恶阻为常见病，医生常因半夏有毒而不用。半夏伍生姜，为止呕圣药，我常用于妊娠呕吐，并未见到明显副作用。此即有故无殒，亦无殒也。

4. 胃胀伴恶心欲吐医案

王某，女，42 岁。

初诊：2022 年 4 月 13 日。近两月来常感胃不适，微胀，时时恶心欲吐，食欲不振，大便成形，但偏软，易肠鸣，舌红，苔腻略黄，脉滑。

予生姜泻心汤加味：

半夏 12 克　黄连 3 克　黄芩 10 克　干姜 3 克

人参 10 克　大枣 4 枚　炙甘草 6 克　陈皮 10 克

神曲 10 克　生姜 15 克

五剂。愈。

　　讨论：生姜泻心汤出自《伤寒论》，由半夏泻心汤化出。本方加重了生姜的用量，重在温胃化饮。同时生姜与半夏相伍，为小半夏汤，降逆止呕力著。湿热中阻，升降失常，以呕吐为主时，本方为首选。本例胃胀不重，大便成形，时时恶心欲吐，症状以呕为主，故选用了生姜泻心汤，加陈皮、神曲和胃消食。辛开苦降，补泻同施，气机升降复常而愈。

四十四、甘草泻心汤

1. 反复发作口腔溃疡医案

贾某，男，42岁。

初诊：2020年4月6日。反复发作的口腔溃疡一年余。伴唇炎，干裂起皮。口干甚，手易出汗，食欲不振，便溏，一日2至3次，黏腻不爽，舌红，舌体胖大，苔白腻，脉缓弱。

> 予甘草泻心汤合桂枝汤：
>
> 生甘草15克　黄连6克　黄芩10克　干姜10克
> 人参10克　半夏10克　大枣4枚　茯苓15克
> 茵陈15克　桂枝10克　白芍15克　牡蛎30克
> 天花粉15克　龙骨30克　浮小麦30克　蒲公英30克

五剂。

二诊：2020年4月12日。服上药，口腔溃疡、手汗、口干均愈，续治唇炎。

讨论：口疮为主证，伴舌红、苔腻、便溏，是甘草泻心汤铁证。难点在兼症复杂：手汗多，脉缓弱，舌体胖，为营卫不和，可考虑合用桂枝汤，调和营卫。口干较重，有伤津的因素，但也有湿阻，气不化津，津不上承的原因。合用瓜蒌牡蛎散，清热生津。加了龙骨、浮小麦，收涩止汗；蒲公英清热解毒。唇炎也重，病机是脾热津伤，血虚风燥。唇炎不易治愈，放在后续治疗中。用甘草泻心汤合桂枝汤合瓜蒌牡蛎散，辛开苦降，祛湿清热，生津止渴，调和营卫。上方五剂，口疮、手汗、口干均愈。但唇炎不减，续治。

四十五、大黄黄连泻心汤

1. 鼻血不止医案

网诊患者：杜某，男，48岁。

初诊：2020年1月7日晚20时。白天不明原因鼻出血，出血量多，已在医院急诊处理三次，予油纱条填塞压迫止血，但效不好。塞左边右鼻孔出血，塞右边左鼻孔出血，塞两边口里出血。电话求诊。

予大黄黄连泻心汤：

大黄10克　黄连6克　黄芩10克

三剂，水煎顿服。

反馈：当晚服二剂，晨仍有出血，但量减少。继服第三剂，至下午四时，出血止。

讨论：大黄黄连泻心汤出自《金匮要略》："心气不足，吐血，衄血，泻心汤主之。"三黄合用，苦寒直折，火降则血止。用于实热上冲，迫血妄行所致的吐血，衄血，有捷效。

2. 项后发际脓肿疼痛医案（毛囊炎）

郑某，男，33岁。

初诊：2019年9月27日，项后发际毛囊炎三月余。皮损为多发红色脓疱，灼热，红肿，有白色脓头，疼痛，舌红，苔黄腻，脉滑数。

予五味消毒饮合大黄黄连泻心汤加味：
野菊花 15 克　金银花 30 克　蒲公英 30 克　紫花地丁 30 克
天葵子 15 克　大黄 10 克　连翘 15 克　牡丹皮 15 克
赤芍 15 克　黄连 6 克　黄芩 10 克　半夏 10 克
生薏苡仁 30 克　茯苓 15 克　茵陈 15 克　栀子 10 克

五剂。

二诊：2019 年 10 月 3 日：局部皮损变淡，疼痛消失，已无脓头，近日有口疮，舌脉同前。

甘草泻心汤合五味消毒饮加味：
生甘草 15 克　半夏 10 克　黄连 6 克　黄芩 10 克
干姜 10 克　大枣 4 枚　太子参 15 克　野菊花 15 克
金银花 30 克　蒲公英 30 克　天葵子 15 克　紫花地丁 30 克
茯苓 15 克　茵陈 30 克　栀子 10 克　大黄 6 克

五剂。

三诊：2019 年 10 月 10 日，诸症均愈。

讨论：五味消毒饮为外科名方，能够清热解毒，消痈散结，常用于痈疮疖肿而见局部红肿热痛者。该病例局部多发红色脓疱，灼热，红肿，白色脓头，疼痛，为热毒炽盛，气血凝滞，用五味消毒饮为正治。之所以加了大黄黄连泻心汤，意在清热泻火，导热下行。一些头面部的热毒症状，如痤疮、疖肿、急性淋巴结炎等，用大黄黄连泻心汤，均有良效。

四十六、黄连汤

1. 间歇性腹痛、腹泻医案（肠功能紊乱）

张某，男，50 岁。

初诊：2020 年 9 月 23 日。间断腹痛半月。患者患肠功能紊乱多年，平时常有便溏，一日二至三次，无腹痛及腹胀，时轻时重，腹泻重时服氟哌酸即缓解。半月前腹泻加重，自服氟哌酸不能缓解。一周前外地出差，多食海鲜，回来后开始出现间断性腹痛，昼轻夜重，一日发作十余次，伴便溏，黏滞不爽，每日八九次，便后腹痛不缓解，食欲正常，舌红，苔黄腻，脉弦。

予黄连汤：

半夏 10 克　黄连 10 克　桂枝 10 克　干姜 10 克

人参 10 克　炙甘草 6 克　白芍 20 克　大枣 4 枚

三剂。

反馈：服一剂腹痛止，大便次数减少，仍不成形。三剂服完，大便成形。停药观察。

讨论：

《伤寒论》173 条：伤寒，胸中有热，胃中有邪气，腹中痛，欲呕吐者，黄连汤主之。

该方与半夏泻心汤组方思路类似，也为辛开苦降法。但泻心汤以半夏为主药，治在中焦，以痞满为主证。本方以黄连为主药，治在下焦，以腹痛为主证，宜区别使用。方中加白芍，意在加强原方缓急止痛的力量。临床上，见到腹痛、便溏后重伴见舌苔黄腻等湿热征象者，恒以本方加白芍治之，多能取效。

2. 腹痛伴大便黏滞不爽医案

刘某，男，56 岁。

初诊：2020 年 7 月 4 日。半月前患者去沿海某城市游玩，多吃海鲜。当时即感胃不适，回家后下腹疼痛不止，自服藿香正气胶囊、氟哌酸等，均无效。就诊时见：脐周痛，时轻时重，伴口臭，食欲不振，轻微恶心，大便黏滞不爽，一日二到三次，大便不尽感，味恶臭，便后痛减，复又疼痛。舌红，苔黄厚腻，脉滑数。

> 予黄连汤加味：
>
> 黄连 10 克　半夏 10 克　桂枝 10 克　干姜 10 克
> 人参 6 克　大枣 4 克　炙甘草 6 克　白芍 15 克
> 木香 10 克　焦山楂 10 克

五剂。

反馈：上药服一剂，腹痛止。五剂服完，诸症均愈。

讨论：本方从半夏泻心汤化出，寒热并用，辛开苦降，补泻同施，用于湿热阻滞，气机不畅之胃痛、腹痛，均有捷效。该例腹痛欲呕，伴口臭，大便溏滞不爽，舌红苔黄厚腻，为湿热中阻，气机不畅。用黄连汤辛开苦降，清热化湿，宣通气机，加木香、白芍行气缓急止痛，山楂消食导滞，湿去热清，气机复常，腹痛干呕均愈。

四十七、半夏厚朴汤

1. 咽部异物感医案

王某，女，47岁。

初诊：2019年10月24日。咽部不适三月余，有异物感，发紧，时有咽干，伴胸闷，嗳气，舌淡苔白，脉弦细。

> 旋覆代赭汤合半夏厚朴汤加味：
>
> 旋覆花10克　代赭石15克　半夏10克　人参10克
>
> 厚朴15克　茯苓10克　苏叶10克　桔梗10克
>
> 麦冬15克　玄参15克　大海10克　甘草10克
>
> 生姜15克

五剂。

二诊：2019年11月3日，诸症均愈，因他病就诊。

讨论：半夏厚朴汤出自《金匮要略·妇人杂病脉证并治第二十二》：妇人咽中如有炙脔，半夏厚朴汤主之。此方在临床上常用于梅核气而见咽部异物感者，有解郁化痰之功。本例咽部不适三月余，有异物感，发紧，故用了半夏厚朴汤。因伴有胸闷嗳气，为肝胃不和，合用了旋覆代赭汤。二方合用，舒肝和胃，化痰降逆。患者还有明显的咽干，故加了麦冬、玄参、大海养阴清热利咽，为咽干对症之药。

四十八、黄连温胆汤

1. 磨牙 4 年医案

张某，男，24 岁。

初诊：2018 年 9 月 28 日。睡中磨牙 4 年，久治不愈。每到睡中即不自主磨牙，频频作响，伴大便干，三日一行，口苦，舌略红，苔白腻，脉滑。

> 黄连温胆汤加味：
>
> 陈皮 10 克　清半夏 15 克　茯苓 10 克　枳实 10 克
> 竹茹 10 克　黄连 6 克　大黄 10 克　胆南星 10 克
> 白芍 15 克　僵蚕 10 克　钩藤 10 克　炙甘草 6 克

五剂。

二诊：2018 年 10 月 11 日：磨牙减少，大便通畅，舌脉同前，上方加天竺黄 10 克，五剂。

三诊：2018 年 11 月 2 日：诸症皆愈，因他病就诊。

讨论：口苦，舌略红，苔白腻，脉滑，为中焦湿热。叶天士曰：若咬牙啮齿者，湿热化风，痉病。故用黄连温胆汤为主清热化湿，调畅中焦气机。加大黄，泻热通腑；胆南星、白芍、僵蚕、钩藤化痰息风止痉。痰热去，则风自止。睡中磨牙为临床常见病，治疗不易见效。本例提供了一种思路，可供参考。

四十九、厚朴生姜半夏甘草人参汤

1. 腹胀月余医案

李某，女，45 岁。

初诊：2019 年 5 月 1 日。腹胀一月，伴食欲不振，大便 2 到 3 日一行，不干，舌淡，苔白腻，脉细。

> 厚朴生姜半夏甘草人参汤合枳术丸加味：
>
> 　　厚朴 15 克　半夏 10 克　人参 6 克　炙甘草 3 克
> 　　生姜 15 克　枳实 10 克　白术 10 克　神曲 10 克
> 　　陈皮 10 克

五剂。

二诊：2019 年 5 月 6 日，腹胀除，食欲改善，苔转薄，以香砂六君子汤善后。

讨论：

《伤寒论》第 66 条：发汗后，腹胀满者，厚朴生姜半夏甘草人参汤主之。

证属脾虚气滞，用厚朴生姜半夏甘草人参汤合枳术丸，健脾益气，行气除满。

2. 腹胀伴乏力医案

刘某，女，61岁。

初诊：2022年10月17日。腹胀一月，下午及晚上加重，食欲尚可，大便稀，乏力，精神差，时有心烦，舌淡，苔薄白，脉沉细无力。

予厚朴生姜半夏甘草人参汤加味：

厚朴30克　半夏10克　人参6克　生姜15克

炙甘草3克　陈皮15克　大腹皮15克　苏梗15克

神曲10克

五剂。

二诊：2022年10月25日。腹胀已愈，因他病就诊。

讨论：腹胀而伴有乏力，舌淡，苔白，脉沉细无力，为脾虚不运，气机阻滞。为虚中夹实之证。用厚朴生姜半夏甘草人参汤健脾益气，行气消胀。有心烦，加陈皮、苏梗，舒肝理气；加大腹皮，加强原方行气消胀之力。本方出自《伤寒论》，剂量基本按原方比例，行气为主，健脾为辅。临床根据虚实程度，可适当调整比例，总以方证相应为度。

五十、四逆散

1. 上腹饱胀医案（慢性浅表性胃炎）

张某，女，38岁。

初诊：2018年11月28日。慢性浅表性胃炎病史十余年。近日因情绪不佳胃病又作，上腹饱胀，多唾清稀痰涎，烦躁，胸胁胀满疼痛，便秘，舌淡苔白，脉弦细。肝胃不和，阳虚饮停。

四逆散合理中汤合小半夏加茯苓汤加味：

柴胡15克	白芍15克	枳实10克	人参10克
白术10克	干姜10克	半夏10克	茯苓15克
生姜15克	砂仁10克	神曲10克	炙甘草6克

五剂。

二诊：2018年12月6日，仍唾少量清稀唾沫，余症皆除，食欲差，上方去生姜，加炒二芽各10克，五剂，愈。

讨论：病因情绪不佳而诱发，上腹饱胀，烦躁，胸胁胀满疼痛，脉弦细，为肝郁气滞，肝气犯胃。多唾清稀痰涎，舌淡苔白，为中虚饮停。故三方合用，疏肝和胃，温中化饮。

2.腹泻三年余医案

李某，女，39岁。

初诊：2020年6月23日。间断腹泻三年余。去年先后服中药百余剂，未愈。就诊时见：腹泻，每日4到5次，便不成形，有白色黏液，挂马桶，偶有便前腹痛，每日晨五点左右必泻。其人性格急躁，易发火，常心烦，时有右胁下及少腹疼痛，口苦，舌质淡，苔白稍腻，脉弦细。

予四逆散合半夏泻心汤、四神丸加味：

柴胡15克　白芍10克　枳壳10克　炙甘草10克
半夏10克　黄连3克　黄芩10克　干姜10克
人参10克　补骨脂10克　肉豆蔻10克　吴茱萸6克
五味子10克　乌梅10克　木瓜15克　石榴皮30克

五剂。

二诊：2020年7月24日。泻止，大便仍偏软，舌淡苔白，脉弦细，上方去石榴皮，五剂。愈。

讨论：该病例病程较长，前医也用过半夏泻心汤，但效不显，即更弦易辙，另投他方。从症状看，相对复杂：有肝郁，有湿热，有肾虚，故三方合用，疏肝，清热，祛湿，温肾，固涩，数法同用。二诊泻止，故去石榴皮之酸涩。说明慢性腹泻，病机复杂，在一法或一方不效时，需针对病情，数法并用，兼顾病情，才能有效。

五十一、麻子仁丸 ————————————

1. 小便频数月余医案

刘某，女，75岁。

初诊：2018年10月19日。诉小便频数一月余，治之不效。观前医之方，或补肾固涩，或清热利尿通淋。就诊时见：小便频数，但不痛，微热，伴大便干，三四日一行，小腹胀，食欲不振，舌红苔少，花剥，脉细数。

麻子仁丸加味：

火麻仁30克　瓜蒌30克　枳实15克　厚朴15克

大黄10克　杏仁10克　白芍15克　当归15克

玄参30克　生地30克　麦冬15克　草决明15克

五剂。

二诊：2018年10月25日，服上药后大便通畅，一日一次，稍干，小便次数也明显减少，舌脉同前，效不更方，上方继服五剂，二便皆正常。

讨论：肠燥津伤，津液偏渗膀胱。人但知利小便以实大便，而不知通大便以缩小便。

五十二、乌梅丸

1. 凌晨一至四点间必排便医案

杨某，男，64 岁。

初诊：2018 年 5 月 22 日。近两月来，每晚凌晨一至四点间必排便 1 到 2 次，便前轻微腹痛，大便不成形，黏滞不爽，舌红，苔黄腻，脉弦。前医用四神丸加味治疗，不效。

予乌梅汤加味：

乌梅 10 克　川椒 10 克　细辛 6 克　桂枝 10 克
制附子 6 克　干姜 10 克　黄连 6 克　黄柏 10 克
人参 10 克　当归 10 克　白芍 12 克　木瓜 15 克

五剂。

二诊时：因他病就诊，前症已愈。

讨论：叶天士于木犯阳明之疟痢，必用乌梅法化裁之。大抵柔则加白芍、木瓜之类。本例即仿此而用药。

五十三、桂枝加大黄汤

1. 脐周痛医案（肠系膜淋巴结肿大）

田某，男，3岁。

初诊：2022年3月29日。一周前感冒，伴有腹痛，服西药后热退，但腹痛迁延不愈。就诊时见：脐周痛，时发时止，伴食欲不振，二便正常，舌略红，苔薄白，脉弱。彩超示：肠系膜淋巴结肿大。

予桂枝加大黄汤：

桂枝6克　白芍9克　炙甘草6克　大黄3克
神曲6克　玄参9克　浙贝母6克　牡蛎12克
柴胡9克　生姜2片　大枣2枚　甜叶菊2克

三剂。愈。

讨论：肠系膜淋巴结肿大多见于小儿，常并发于上呼吸道感染之后，治疗颇为棘手。根据患者临床表现，考虑太阴脾寒，脉络不和。用桂枝加大黄汤，温中散寒，通络止痛。因有舌红，加柴胡，调和肝脾之意。合消瘰丸，意在软坚散结。近年来，治疗本病，以桂枝汤为基本方，根据患者临床表现，常用桂枝加芍药汤、桂枝加大黄汤、柴胡桂枝汤等合消瘰丸，效果满意。

五十四、射干麻黄汤

1. 外感诱发哮喘医案

雷某，男，5岁。

初诊：2021年10月6日。半月前感冒后哮喘发作。前医用麻杏石甘汤加味治疗，效不显。就诊时见：咳嗽，气喘，喉中痰鸣，晨起有少量黄痰，白天则为清稀白痰，口干，舌红，苔白腻，脉弦。

予射干麻黄汤加味：

射干10克　麻黄6克　半夏6克　紫菀10克

大枣4枚　款冬花10克　干姜6克　细辛3克

五味子5克　杏仁6克　石膏15克　地龙10克

三剂。

二诊：2021年10月9日。咳喘已平，痰白而多，较前易咯出，舌脉同前。上方去地龙，五剂，愈。

讨论：咳喘，痰白，舌苔白腻，为肺寒有饮。但晨起少量黄痰，口干，舌红，为热。寒饮停肺，夹有郁热，寒多热少之证。前医用麻杏石甘加味不效，原因在于只看到了肺热的一面，忽略了本质是寒饮，本末倒置，故治而无功。宜寒热并用，温肺化饮，兼清郁热。用射干麻黄汤温肺化饮，少加石膏、地龙清热平喘。二诊咳喘已平，惟痰白而多，故去地龙，用射干麻黄汤加石膏，重在温化，兼以清热。

2. 哮喘久治不愈医案

刘某，女，55岁。

初诊：2019年6月29日。曾患过敏性鼻炎，已愈。从去年10月开始，咳嗽、气短间断发作，近一月来加重。就诊时见：咳嗽，气喘，喉中痰鸣，痰多色白而稀，舌红，苔少，脉沉细。

射干麻黄汤加味：

　　射干12克　麻黄10克　半夏10克　紫菀15克
　　款冬花15克　干姜10克　细辛6克　五味子6克
　　生地30克　当归15克　人参10克　蛤蚧10克，
　　大枣4枚

五剂。

二诊：2019年7月5日，咳喘止，仍有少量白痰，上方继服，巩固疗效。

讨论：哮喘为难治病。不易取效，更难治愈。咳嗽，气喘，喉中痰鸣，痰多色白而稀，为饮停于肺；舌红，苔少，脉沉细，为肾之气阴两虚。用射干麻黄汤温肺化饮，加生地、当归、人参、蛤蚧滋肾纳气，标本同治。这也是治疗哮喘的不二法则。

五十五、麦味地黄丸

1. 支气管哮喘逢冬春发病医案

冯某，女，61岁。

初诊：2018年6月25日。支气管哮喘病史三年，每逢冬春发病。今年发病早而重。就诊时见咳嗽，气喘，喉中痰鸣，动则尤甚，痰白不多，不易咯出，舌略红苔少，脉细而数。

> 麦味地黄丸加味：
> 熟地30克　山药15克　山茱萸15克　茯苓10克
> 泽泻10克　牡丹皮10克　麦冬15克　五味子10克
> 人参10克　川贝粉6克　肉桂6克

五剂。

二诊：此后以此方加减出入六十余剂，2018年9月27日二诊时，诸症皆平，已如常人，基本治愈！

讨论：董建华先生喜用麦味地黄丸加味治疗肺肾两虚的慢性喘咳。证见咳嗽，气喘，动则尤甚，舌略红苔少，脉细而数，属肺肾不足，气阴两虚，故用六味地黄丸合生脉饮，益气养阴，加川贝化痰止咳。少加肉桂，为阳中求阴，少火生气之意。

2. 肺源性心脏病医案

杜某，男，86岁。

初诊：2018年7月10日。杜某为住院患者，入院被诊断为肺源性心脏病。会诊时见：咳嗽，气喘，动则尤甚，不能平卧，痰白不易咯出。穿衣吃饭均不能自理。下肢肿，食欲差，舌嫩红，干裂，无苔，脉沉而细数。经抗生素治疗一周，效不显。已下病危通知。

肾阴枯竭，气不摄纳，予麦味地黄丸加味：

熟地30克　山药15克　山茱萸15克　云苓10克
泽泻10克　牡丹皮10克　麦冬15克　五味子10克
肉桂3克　人参10克　紫石英15克

五剂。

二诊：2018年7月16日。咳嗽气喘略减，食欲改善，舌较前转润，效不更方。此后以此方加减出入，共服三十余剂，中间因口干，食欲差，间服三剂竹叶石膏汤。咳喘止，下肢水肿消失，能自行下地活动，生活恢复自理。

讨论：这是个病情很严重的病例，西医认为心衰不可控制，已放弃治疗。中医认为肺肾两虚，气阴不足，用麦味地黄丸加味，益气养阴，滋肾固摄，缓缓调治，幸得好转。

五十六、金匮肾气丸

1.过敏性鼻炎病史三年医案

贾某，女，44岁。

初诊：2018年7月26日。过敏性鼻炎病史三年，鼻痒，流清涕，打喷嚏，大便黏滞不爽，舌淡，苔白，脉沉细。多方求治，均不能愈。

金匮肾气丸合麻黄制附子细辛汤加味：
生地30克　山药15克　山茱萸15克　茯苓10克
泽泻10克　牡丹皮10克　桂枝10克　制附子10克
麻黄10克　细辛10克　桔梗10克　蝉蜕10克
薄荷10克　鹅不食草6克　黄连6克　半夏10克
辛夷10克

五剂。

2018年9月7日，因他病就诊，云服上药十剂，过敏性鼻炎已愈。

讨论：过敏性鼻炎是常见病，也是难治病。大多数人，包括业内的医生都认为过敏性鼻炎难以治愈。在我的从医生涯中，也治疗过很多过敏性鼻炎的患者，但大多以失败而告终。2017年拜入师门后，在肖老师的指导下，才有了治愈的病例。肖相如老师认为："过敏性鼻炎，其本在肾，其标在肺。"其本在肾，是说不解决肾虚的问题，就不可能从根本上治好过敏性鼻炎。其标在肺，是说在过敏性鼻炎发作期，仅仅补肾治本，也不能治好过敏性鼻炎，必须同时解决在肺的症状。肖老师提出了以"补肾治本为主，肺肾兼顾，标本同治"的治疗原则。我用金匮肾气丸合麻黄制附子细辛汤，温补肾阳，散寒通窍，标本同治。便黏为夹有湿热，加黄连、半夏，辛开苦降，清化湿热。

2. 过敏性鼻炎病史半年医案

车某，女，46岁。

初诊：过敏性鼻炎病史半年。晨起即鼻痒，喷嚏不止，流清涕，舌淡苔白，脉沉细无力。

温阳通窍，金匮肾气丸合麻黄制附子细辛汤加味：

熟地30克　山药15克　山茱萸15克　茯苓10克

泽泻10克　牡丹皮10克　桂枝10克　制附子10克

麻黄10克　细辛10克　桔梗10克　薄荷10克

蝉蜕10克　鹅不食草10克

五剂。

二诊：诸症均愈，但服上药后胃中不适，恶心，上方去鹅不食草，加陈皮10克，五剂。近期愈。远期疗效待观察！

讨论：对于阳虚型的过敏性鼻炎，温阳通窍为不二之法。前已讨论，不再赘述。

3. 口腔溃疡月余医案

吴某，女，53岁。

初诊：口腔溃疡一月余。前医用滋阴降火不效。伴贫血，血色素 7 克 /100 毫升，乏力，气短，怕冷，口干，舌淡苔白腻，脉沉细。

> 阴阳两虚，夹虚火，八味丸合三才封髓丹：
> 生地 30 克　山药 15 克　山茱萸 15 克　茯苓 10 克
> 泽泻 10 克　牡丹皮 10 克　肉桂 6 克　制附子 6 克
> 黄柏 10 克　砂仁 5 克　甘草 10 克　人参 10 克
> 天冬 15 克

五剂。

二诊：2019 年 4 月 25 日，口腔溃疡已愈，续治贫血。

讨论：慢性口腔溃疡属阴虚火旺者固多，但阳虚或阴阳两虚者亦复不少。本例用滋阴降火法不效，而用滋肾阴，温肾阳，清虚火取效。

4. 过敏性鼻炎医案

郭某，男，52岁。

初诊：2020 年 6 月 15 日，过敏性鼻炎病史四年，多方求治不效。就诊时见：晨起鼻痒，打喷嚏，流清涕，遇冷空气则症状加重，怕冷，乏力倦怠，口苦口臭，便溏，舌胖大，舌质淡，苔浊腻略黄，脉沉细。

予桂附地黄汤加味：

生地 30 克　山药 15 克　山茱萸 15 克　茯苓 10 克

泽泻 10 克　牡丹皮 10 克　桂枝 10 克　制附子 10 克

人参 10 克　黄芪 15 克　麻黄 10 克　细辛 10 克

黄连 6 克　半夏 10 克　桔梗 10 克　蝉蜕 10 克

薄荷 10g　鹅不食草 6 克　辛夷 10 克　乌梅 10 克

五剂。

上药共服十五剂。四诊时症状基本消失，患者畏中药苦，改桂附地黄丸善后。2020 年 8 月 23 日带夫人就诊，言基本痊愈，未有不适。

讨论：过敏性鼻炎的本质是肺肾虚寒，肾虚为本，肺寒为标，故用参芪桂附地黄汤合麻黄制附子细辛汤，益肾气，温肾阳，散肺寒。口苦便溏，为兼有中焦湿热，加黄连、半夏辛开苦降，清化湿热。症状消失后，用桂附地黄丸巩固疗效，防止复发。

五十七、参芪地黄汤

1. 气阴两虚，中焦湿热医案

白某，男，46岁。

初诊：2019年7月7日。一月来乏力，眠差，梦多，口苦，口臭，便溏，舌红，苔黄腻，有裂纹，脉细数。气阴两虚，中焦湿热。

参芪地黄汤合青蒿鳖甲汤、半夏泻心汤加减：

西洋参10克　黄芪15克　生地30克　山药15克
山茱萸15克　云苓10克　泽泻10克　牡丹皮10克
青蒿15克　鳖甲30克　知母10克　黄连6克
半夏10克　竹茹10克

五剂。

二诊：2019年8月4日，乏力、眠差均改善，舌脉同前，上方去竹茹，继服五剂。

三诊：2019年9月15日，诸症均愈，上方再服五剂，巩固疗效。

讨论：肖老师喜用参芪地黄汤合青蒿鳖甲汤治疗气阴两虚兼有内热的失眠，本例除了上述证候外，尚有口苦、口臭、便溏、舌红苔黄腻等中焦湿热的表现，故用了黄连、半夏，辛开苦降，亦即半夏泻心汤意。益气养阴，清化湿热，而得速效。

2. 眠差伴咽干、下肢红斑病案

李某，女，48 岁。

初诊：2022 年 9 月 19 日。干燥综合征病史五年。近三月来眠差，入睡困难，噩梦纷纭，易醒，伴烦躁，口干，咽干，下肢多发红斑，舌红，苔少而燥，脉细。西医诊为抑郁症，抗抑郁治疗，效果不显。

予参芪地黄汤加味：

西洋参 10 克　黄芪 15 克　生地 30 克　山药 15 克
山茱萸 15 克　茯苓 10 克　泽泻 10 克　牡丹皮 10 克
青蒿 15 克　鳖甲 30 克　知母 10 克　柴胡 15 克
白芍 15 克　枳实 10 克　炙甘草 6 克　生龙骨 30 克
生牡蛎 30 克

五剂。

二诊：2022 年 9 月 25 日。睡眠改善，可正常入睡，梦少，可安睡六小时左右，口干减轻，下肢红斑消退，舌脉同前，上方继服五剂。

三诊：2022 年 9 月 30 日。仍有口干，睡眠恢复正常，舌脉同前，上方去柴胡、枳实、甘草、生龙牡，做水丸，续服，巩固疗效。

讨论：《内经》曰：阳入于阴则寐，阳出于阴则寤。本例入睡困难，多梦易醒，伴口干，舌红，苔少，脉细，为阴虚不能潜阳，故用参芪地黄汤为主，益气养阴。合青蒿鳖甲汤滋阴清热，引阳入阴。有烦躁，合用了四逆散，疏肝解郁。加生龙牡重镇安神。方中有生地、牡丹皮、白芍，可入血分，清热凉血化斑，故下肢红斑也很快消失。近期疗效满意。

五十八、薯蓣丸

1. 萎黄消瘦乏力虚羸医案

杜某，女，50岁。

初诊：2021年11月。患者也无太多不适，皮肤萎黄，消瘦，食欲可，但饭量偏少，精力差，怕风，舌淡苔白，脉沉弱。患者感觉调理费事，也怕吃中药，仅服《金匮》薯蓣丸一剂，三月后因他病复诊，面色红润。言服上药近三月，皮肤不黄了，有光泽，食欲较前好，食量增加，精力及睡眠均改善。效果出人所料。

这是我在小鹿医馆上给她开的方，可供大家参考。

> 【方案】蜜丸·长沙-北京同仁堂
>
> 山药150克　当归50克　桂枝50克　生神曲50克
>
> 生地黄50克　炙甘草100克　生晒参片35克　生阿胶35克
>
> 川芎30克　白芍30克　焦白术30克　麦冬30克
>
> 防风30克　炒苦杏仁30克　柴胡25克　桔梗25克
>
> 茯苓30克　干姜15克　白蔹10克　大枣150克

【用法】

每日2丸，每丸9克，分2次服用，预计服用63～79天。

讨论：薯蓣丸出自《金匮要略》血痹虚劳病篇：虚劳诸不足，风气百疾，薯蓣丸主之。用于阴阳气血诸不足之虚劳证。其立方之旨，以调理脾胃为主，益气养血，益阴和阳，疏风散邪，标本同治，为慢性虚弱性疾病的调理方。因其药味庞杂，后人多不重视，临床应用不多。本例用之，疗效出人意料，这提示我们要重视本方对一些慢性虚弱性疾病的良好治疗效应，认真研究，拓展使用范围。

五十九、柴胡加龙骨牡蛎汤

1. 厌学、烦躁、失眠医案

毛某，女，15岁。

初诊：2018年4月13日。家属诉小孩平素学习成绩尚好。进入初中后，由于学习压力大，半年来逐渐出现厌学、烦躁不安、失眠、记忆力减退等问题，学习成绩直线下降，学校要求休学治疗。舌淡，苔白，脉弦细。

> 予柴胡加龙骨牡蛎汤加味：
> 柴胡15克　半夏10克　人参10克　黄芩10克
> 桂枝10克　茯苓15克　大黄6克　磁石30克
> 生龙骨30克　生牡蛎30克　石菖蒲15克　远志15克
> 生姜15克　大枣4枚

五剂。

二诊：2019年4月23日，服上药，烦躁减轻，睡眠也改善，舌脉同前，上方加郁金15克，五剂。

三诊：2019年5月28日，已不烦躁，睡眠好，记忆力恢复正常，可以正常学习，已入校复学，上方继服五剂，巩固疗效。愈！

讨论：患者曾就诊于西医，被诊为"抑郁症"。柴胡加龙骨牡蛎汤用于抑郁症属肝胆气郁、心神不宁者，有肯定疗效。

2. 脑梗后继发癫痫医案

薛某，女，57 岁。

患者于三年前脑梗后继发癫痫，每月定期发作，每次 5 至 7 天，每日 3 至 5 次，发作时表情呆滞，昏不识人，小便失禁。初诊在 6 月初，惜前几诊处方丢失。有详细记录始于 2019 年 6 月 18 日。舌红，苔黄腻，脉滑数。

> 柴胡加龙骨牡蛎汤加味：
> 柴胡 15 克　半夏 10 克　人参 10 克　黄芩 10 克
> 桂枝 10 克　茯苓 15 克　大黄 10 克　磁石 30 克
> 生龙骨 30 克　生牡蛎 30 克　石菖蒲 15 克　远志 15 克
> 郁金 15 克　生姜 15 克　大枣 4 枚

二诊：6 月 26 日，上方加胆南星 10 克，礞石 30 克。

三诊：7 月 2 日，7 月 10 日，7 月 18 日，各有一次复诊，均以上方继服。7 月 26 日就诊时，诉服药期间癫痫仍有发作，但每月仅三天左右，每天发作 1 至 2 次，症状也轻，发作时自觉全身不适，反应迟钝，但能识人，也无小便失禁。近日感乏力，腰酸，上方加熟地 30 克，当归 15 克。此后基本以此方出入，共服 75 剂，再未发作。已停药观察三月，未见发作。愈！

讨论：柴胡加龙骨牡蛎汤出自《伤寒论》107 条：伤寒八九日，下之，胸满烦惊，小便不利，谵语，一身尽重，不可转侧者，柴胡加龙骨牡蛎汤主之。

肖相如老师认为本方可下肝胆之惊痰，以之治癫痫、心悸等。加石菖蒲、远志、郁金是为了加强本方豁痰开窍之力。后期感乏力，腰酸，为肝肾两虚，故加了熟地、当归滋补肝肾，标本同治。

3. 脑出血术后抑郁不食医案

石某，男，78 岁。

初诊：因脑出血入院，行引流术后病情稳定。但患者情绪低落，无食欲，拒绝进食，持续二十余天，仅靠静脉及胃管输注营养液。于 2020 年 11 月 17 日请中医会诊。会诊时见：表情淡漠，沉默不语，无食欲，拒食，口中不断唾清稀痰涎，舌淡，苔白滑，脉沉弱。

予理中汤加味：

人参 10 克　炒白术 15 克　干姜 20 克　吴茱萸 10 克
砂仁 10 克　制附子 10 克　炙甘草 6 克

三剂。

二诊：2020 年 11 月 20 日：服上药，口中痰涎略少，仍拒食，烦躁，舌脉同前，予四逆散合理中汤加味：

柴胡 15 克　白芍 10 克　枳实 10 克　人参 10 克
炒白术 15 克　干姜 10 克　吴茱萸 10 克　炙甘草 6 克
砂仁 10 克　炒麦芽 15 克　陈皮 10 克　制附子 10 克

三剂。

三诊：2020 年 11 月 23 日：诸症同前，近几日加喉中痰多且响，仍多唾清涎，拒食。

外台茯苓饮：

人参 10 克　白术 15 克　茯苓 10 克　陈皮 15 克

枳实 15 克　生姜 15 克　半夏 10 克　干姜 10 克

炙甘草 6 克　葶苈子 20 克　大枣 4 枚　炒麦芽 15 克

三剂。

四诊：2020 年 11 月 26 日。上药寸效全无。家属诉患者情绪低落，常自言生不如死，眠差，不与人交流。思忖良久，方悟患者年高，病重畏死，气郁不舒，何来食欲？当从郁证论治。

予柴胡加龙骨牡蛎汤：

柴胡 15 克　半夏 10 克　人参 10 克　黄芩 10 克

桂枝 15 克　茯苓 15 克　大黄 3 克　磁石 30 克

生龙骨 30 克　生牡蛎 30 克　石菖蒲 15 克　远志 15 克

郁金 15 克　生姜 15 克　大枣 4 枚

五剂。

五诊：2020 年 12 月 2 日。服上药，烦躁减轻，夜间能安睡，偶与人能交流，口中仍多涎，但较前少，言饥，但少食，舌淡，苔白，脉沉细。前方去大黄，加干姜 10 克，炒麦芽 30 克，五剂。

六诊：2020 年 12 月 10 日：开始进食，撤掉了胃管，停止静脉输液，停药观察。

讨论：患者为高龄老人。前期据证治疗，忽略了情志因素，故治而不效。后期以疏解肝胆气郁为主，适当加以温胃化饮，豁痰开窍而收效。这提示我们在治疗老年患者时，要充分考虑这一群体求生畏死的心理特点，重视情志因素，才能取得良好效果。

六十、百合地黄汤

1. 烦躁失眠年余医案

冀某，女，58 岁。

初诊：2018 年 6 月 20 日。一年来常感烦躁，入睡困难，易紧张，梦多，心悸，舌红，苔少，脉细数。服柴胡加龙牡汤十剂，烦躁、紧张等症状减轻，但睡眠无改善。

予百合地黄汤重剂，少佐肉桂：
生地 150 克　百合 30 克　知母 15 克　肉桂 10 克
生龙骨 100 克　生牡蛎 100 克　白芍 30 克　夜交藤 60 克

五剂。

二诊：服上药睡眠改善，较前易入睡，每晚能睡 5 至 6 小时，梦不多，舌红，苔少，脉细数，略有烦躁，上方加夜交藤至 100 克，加黄连 10 克、柴胡 15 克，清心火，除肝郁，五剂。愈。

讨论：本例的看点在重用生地。经验来源于王幸福老师。王老师喜用重剂量的生地治疗难治性的失眠。观《金匮要略》防己地黄汤：治病如狂状，妄行，独语不休，无寒热，其脉浮。方中用生地黄二斤，生地确有滋阴清热，安神之效。用肉桂是反佐之意，防生地滋腻太过而致腹泻。

六十一、奔豚汤

1. 下腹部疼痛间断发作五十余年医案

李某，男，76 岁，教师。

初诊：2018 年 5 月 20 日。下腹部疼痛间断发作五十余年。有时一年发作二至三次，有时数年不发。其人性情急躁，多怒，常在情绪不好时发病。曾做胃镜及肠镜检查，无异常。迭经中西医治疗，无效。近一周来腹痛又作，夜间加重，伴烦躁，气上逆，大便不爽，自述痛时腹部可扪及香肠样物隆起。舌略红，苔白稍腻，脉沉而弦。

证似奔豚，但无李根皮，先予温中散寒：大建中汤加半夏、制附子。三剂。

二诊：2018 年 5 月 23 日，服上药寸效不见，腹痛，夜不能眠，思肝脾不和，予四逆散合小建中汤，三剂。

三诊：2018 年 5 月 27 日，腹痛如前，气上逆，排气少，舌脉同前。家属已遵嘱从淘宝购得李根皮。

予奔豚汤平肝降逆：

李根皮 30 克　川芎 10 克　当归 10 克　半夏 20 克
黄芩 10 克　葛根 15 克　白芍 10 克　生姜 20 克
炙甘草 10 克

三剂。

四诊：2018 年 5 月 30 日，服上药，当晚腹痛即缓解，近几日腹痛再未发作，暂愈。远期疗效待观察。

讨论：奔豚汤出自《金匮要略》："奔豚气上冲胸，腹痛，往来寒热，奔豚汤主之"。有养血平肝，和胃降逆之功。本方主药为甘李根白皮，《长沙药解》谓其："下肝气之奔冲，清风木之郁热。"本证临床较少，理解不深，奔豚汤使用也不多，仅此一案，与同仁共享。

六十二、风引汤

1. 头晕反复发作医案

贾某，男，53 岁。

初诊：2018 年 3 月 27 日。头晕反复发作五年。就诊时见：头晕，走路不稳，不能自持，无恶心。其人为搬运工，身体盛壮，舌红，舌体胖大，苔黄厚腻，脉弦大。查血压 131/112mmHg。诸风掉眩，皆属于肝。

> 予风引汤，潜阳息风：
> 　大黄 10 克　干姜 6 克　龙骨 30 克　桂枝 10 克
> 　甘草 10 克　牡蛎 30 克　滑石 30 克　赤石脂 10 克
> 　紫石英 15 克　石膏 30 克　菊花 10 克　黄芩 10 克

五剂。

反馈：三诊后诸症悉平。血压降至 137/86mmHg，恢复上班。

讨论："风引汤"出自《金匮要略》，治大人风引，少小惊痫瘈疭，日数十发。有重镇潜阳、清热息风之功。用于肝火上炎、阳亢风动的高血压病，有肯定疗效。

六十三、延年半夏汤

1. 咳嗽伴胃痛医案

白某，女，48岁。

初诊：2018年12月5日。咳嗽一月余，近一周来又伴胃痛。痰不多，色白，略有烦躁，食欲不振，舌淡苔白，脉弦细。

> 延年半夏汤：
>
> 吴茱萸10克　人参6克　生姜15克　前胡10克
>
> 鳖甲12克　槟榔10克　枳壳10克　桔梗10克
>
> 半夏10克

五剂。

二诊：2018年12月17日。服上药胃疼止，咳嗽减轻，咯少量白痰，干呕，食欲差，舌脉同前。上方加旋覆花10克、陈皮10克、神曲10克，五剂。诸症均愈。

讨论：延年半夏汤为岳美中先生喜用之方，用于肝胃不和，肺寒夹饮而见胃痛，咳嗽有白痰，脉弦者，有良效。

六十四、中满分消丸

1. 腹胀伴下肢水肿医案

郝某，女，64岁，住太原，由本院职工介绍来诊。

初诊：2017年11月27日。诉下腹饱胀三年，伴食欲不振，双下肢水肿，便秘，形体肥胖，乏力。三年来求医无数，屡治不效。舌红苔少，脉沉而无力。

> 予中满分消丸加味：
>
> 砂仁6克　厚朴15克　黄芩10克　黄连6克
> 半夏10克　陈皮10克　知母10克　泽泻10克
> 茯苓10克　猪苓10克　人参10克　白术10克
> 姜黄10克　甘草6克　枳实15克　干姜10克
> 瓜蒌30克

五剂。

二诊：2017年12月1日，自云服上药一剂腹胀即缓解，二诊时腹胀已除，食欲改善，下肢水肿也消，大便可，多年痼疾得以迅速解除。上方继服5剂，巩固疗效。

讨论：中满分消丸出自李东垣《兰室秘藏》，由半夏泻心汤化出。《素问·至真要大论》指出："诸湿肿满，皆属于脾"；"诸腹胀大，皆属于热"。李东垣曰："中满治法，当开鬼门，洁净府。开鬼门者，谓发汗也；洁净府者，利小便也。中满者，泻之于内，谓脾胃有病，当令上下分消其湿。"本方主治湿热鼓胀，即中满热胀、鼓胀、气胀、水胀属湿热者。杨桢老师谓本方能健脾和胃，清热利湿，消胀除满。该病例就诊时适逢杨桢老师刚讲完这个方剂。患者腹胀，下肢肿，舌红，显系湿热中阻，升降失常，气机不畅，水湿内停，用本方辛开苦降，清热利湿，行气除满，加瓜蒌润肠通便，而得速愈。

2. 胃胀伴下肢水肿医案

宋某，男，55岁。

初诊：2022年10月14日。胃胀反复发作三年余，偶有胃酸。近一周来双下肢水肿，伴口苦，大便黏滞不爽，舌红，苔白腻，脉滑。

予中满分消丸加味：

砂仁6克　厚朴15克　黄芩10克　黄连6克

半夏10克　陈皮10克　知母10克　泽泻10克

茯苓10克　猪苓10克　人参10克　白术10克

姜黄10克　甘草6克　枳实15克　干姜10克

生薏仁15克　防己15克

五剂。

二诊：2022年10月19日。胃胀减轻，下肢水肿除，便黏，舌红，苔转薄腻，脉滑。

予枳实消痞丸加味：

人参 10 克　　白术 10 克　　茯苓 10 克　　枳实 15 克

厚朴 15 克　　炒麦芽 10 克　半夏曲 10 克　干姜 10 克

黄连 6 克　　炙甘草 6 克　　吴茱萸 2 克

五剂，愈。

讨论：中满分消丸、枳实消痞丸俱从半夏泻心汤化出，均从辛开苦降立法，方义相近。一诊胃胀，伴口苦，大便黏滞不爽，舌红，苔白腻，脉滑，为中焦湿热，气机不畅，升降失常，因伴有下肢水肿，故选用了中满分消丸，健脾和胃，清热利湿，消胀除满，加了生薏仁、防己，是为了加强原方利水消肿的力量。二诊下肢肿消，胃胀减轻，苔转薄腻，为中焦湿热未尽，续以枳实消痞丸，健脾益气，清热祛湿，加吴茱萸，与方中黄连相伍，为左金丸，意在制酸。

六十五、四妙勇安汤

1. 类风湿关节炎医案

斛某，女，12岁。

初诊：2020年11月10日。其母患类风湿关节炎。患者本人确诊的类风湿关节炎病史一年。去年曾有发作，经中药治疗缓解。近一月来关节疼痛加重。就诊时见：双手腕、指关节疼痛，晨僵。指关节梭形肿胀，腕关节肿胀，压痛。血沉34 mm/h。舌红苔少，脉细数。

> 予四妙勇安汤加味：
>
> 金银花30克　玄参30克　当归20克　甘草10克
>
> 白花蛇舌草30克　鹿衔草30克　青风藤30克　山慈菇10克
>
> 蜈蚣2条　草薢15克　防己15克　生薏仁30克
>
> 白芍15克　桑枝30克　桂枝15克

五剂。

此后以此方加减出入，共服二十剂。

2020年12月7日复诊：关节肿痛、晨僵消失，右手握力稍差。血沉降为0 mm/h。基本缓解。

讨论：类风湿关节炎为难治病。2000年我曾在中国中医研究院西苑医院进修，有幸跟随著名中医风湿病专家房定亚老师学习。房定亚先生认为此病大多属于毒热痹。清热解毒为有效治法之一，用四妙勇安汤加味治疗本病，有卓效。本例血沉快，舌红脉数，热象明显，故清热解毒有效，得以迅速缓解。

六十六、大柴胡汤

1. 高热、腹痛医案

陈某，男，20岁。

初诊：2019年7月17日下午。上腹及脐周痛，按之有抵抗感，干呕，体温39.7℃，舌红，苔黄腻，脉滑数。

因饭后无法检查，先予大柴胡汤：

柴胡30克　大黄10克　黄芩15克　枳实15克
半夏10克　白芍15克　生姜15克　大枣4枚

三剂。

约定第二日上午检查，但未来查。

二诊：2019年7月20日。服上药一剂，热退，痛止。故第二天未按约受查。诸症已愈，停药观察。

讨论：

《伤寒论》**103**条：呕不止，心下急，郁郁微烦者，为未解也，与大柴胡汤，下之则愈。

本例上腹痛与发热、干呕并见，阳明与少阳合病，为典型的大柴胡汤证，用大柴胡汤，和解与通下并行，迅速得以治愈。

2. 胃胀伴烧心、吐酸医案（返流性食管炎）

张某，女，60岁。

初诊：2021年3月29日。胃胀三月余。伴烧心，吐酸水，口苦，胸骨后灼痛，夜间睡觉时加重。服西药无效。舌红，苔白腻，脉弦略数。胃镜示：返流性食管炎。

> 予大柴胡汤加味：
>
> 柴胡 15 克　大黄 10 克　枳实 15 克　黄芩 10 克
> 半夏 10 克　白芍 15 克　吴茱萸 2 克　黄连 6 克
> 煅瓦楞子 30 克　浙贝母 10 克　海螵蛸 15 克　生姜 15 克
> 大枣 4 枚

五剂。

二诊：2021 年 4 月 10 日。烧心、吐酸及胸骨后灼痛消失，仍有胃胀，伴口苦，食欲稍差，舌红，苔转薄腻，脉弦。

> 予半夏泻心汤加味：
>
> 半夏 10 克　黄连 6 克　黄芩 10 克　干姜 10 克
> 人参 10 克　大枣 4 克　炙甘草 6 克　神曲 10 克

五剂，愈。

讨论：大柴胡汤有清泻胆腑热结之功。肖相如老师用此方治疗胆汁返流性胃炎。该病例为返流性食管炎，烧心，吐酸水，胸骨后灼痛，口苦，舌红，脉弦数，为胆胃郁热，故选用了大柴胡汤，清胆和胃。烧心为最突出的症状，故加了吴茱萸、黄连、浙贝母、海螵蛸、煅瓦楞子制酸。二诊主要症状消失，仍有胃胀，口苦，苔腻，为湿热中阻，以半夏泻心汤辛开苦降，续治。

六十七、大承气汤

1. 肠梗阻术后反复发作医案

毛某，女，67 岁。

初诊：2021 年 6 月 18 日。患者于 10 年前因肠梗阻行腹部手术，术后肠梗阻反复发作，多次住院。四天前不明原因腹痛，经输液治疗不缓解。就诊时见：腹胀，脐周痛，大便一周未行，伴呕吐，脐周压痛，舌淡，苔白略腻，脉弦。某片示：肠梗阻。

> 予大承气汤加味：
> 　　大黄 10 克　芒硝 10 克　枳实 15 克　厚朴 15 克
> 　桃仁 15 克　赤芍 15 克　炒莱菔子 30 克

三剂。

二诊：2021 年 6 月 21 日。上药服一剂，大便通畅，腹痛、呕吐止。三剂服完，已无明显不适，停药观察。

讨论：下腹部手术后继发肠梗阻很常见。用大承气汤泻热通腑，行气导滞，加桃仁、赤芍活血化瘀，有效。近年来，治疗此类疾病，根据症状，我也常选用桃核承气汤、六磨汤、大黄附子细辛汤等，均有效。

六十八、大黄牡丹汤

1. 急性腹痛医案（阑尾炎）

李某，男，36 岁。

初诊：2022 年 4 月 30 日。患者因右下腹部疼痛一天就诊于普外科，被诊为阑尾炎，医生建议住院行手术治疗。患者害怕手术，转中医科治疗。就诊时见：右下腹疼痛，拒按，大便正常，舌红，苔腻略黄，脉滑数。

予大黄牡丹皮汤加味：

大黄 10 克	牡丹皮 15 克	桃仁 15 克	冬瓜仁 30 克
芒硝 10 克	金银花 30 克	连翘 15 克	红藤 30 克
木香 15 克	当归 12 克	败酱草 30 克	

五剂。

二诊：2022 年 5 月 6 日。上药服一剂，当晚腹痛止。五剂服完，症状消失。停药观察。

讨论：大黄牡丹皮汤出自《金匮要略》，有泻热逐瘀、消痈散结之功，主治肠痈初起脓未成者。本例为确诊的阑尾炎，故选用了大黄牡丹皮汤。加金银花、连翘、红藤、败酱草清热解毒，木香、当归行气活血。本方治阑尾炎效果肯定。无论脓未成还是脓已成，均可使用。

六十九、阳和汤

1. 右膝关节疼痛医案

薛某，男，76岁。

初诊：2018年7月7日。右膝关节疼痛半月，上下楼困难，伴双下肢水肿。某片示：膝关节退行性病变。舌淡，苔白腻，脉沉细。

温阳祛寒利湿，阳和汤合防己黄芪汤加味：

鹿角胶10克　白芥子10克　熟地30克　麻黄6克

肉桂10克　甘草6克　炮姜10克　防己15克

黄芪30克　白术15克　怀牛膝15克　杜仲15克

松节30克　丹参30克　当归15克

制乳没（制乳香、制没药）各10克

五剂。

二诊：2018年7月14日，下肢水肿消失，关节疼痛减，口臭，多汗，上方去防己、黄芪、白术，加黄连6克、半夏10克，五剂。后随访，膝关节疼痛基本缓解。

讨论：退行性关节病，基本病机是肾虚血瘀。本例阳虚为主，故用了温阳祛寒的阳和汤合活络效灵丹。因有下肢水肿，加了防己黄芪汤。二诊下肢肿消，去掉了防己、黄芪、白术。有口臭，加了黄连、半夏，仿泻心汤意，辛开苦降，清化湿热。

2. 双膝关节疼痛医案（骨性关节炎）

田某，女，48岁。

初诊：2022年7月2日。双膝关节疼痛三月。以右侧为甚。上下楼困难，晨僵，肿胀，伴腰酸，乏力，舌淡，苔白，脉沉细。某片示：骨性关节炎。彩超：关节腔少量积液。

予阳和汤加味：

鹿角胶10克　白芥子10克　熟地30克　麻黄6克
炮姜10克　肉桂10克　炙甘草6克　川牛膝15克
独活10克　细辛6克　当归15克　防己15克
生薏仁30克　川草薢15克

五剂。

二诊：2022年7月9日。关节疼痛、肿胀消失，舌脉同前。上方去防己、萆薢、生薏仁，加补骨脂、杜仲，五剂，愈。

讨论：阳和汤出自《外科证治全生集》，具温阳补虚，散寒通滞之功，为外科治疗阴疽之名方。近年来，我用本方加减治疗骨性关节炎，有效。骨性关节炎多见于老年人，除了关节疼痛之外，常有怕冷，或寒冷季节加重。活动多则关节肿胀，久则关节变形。故本病以肾虚为本，夹湿、夹痰、夹瘀。治疗以温阳散寒、祛痰除湿、活血化瘀为主。本例即以此法而取效。除此之外，我还将此方用于结节型痤疮属阳虚寒凝者，也有良效。

3. 痤疮久治不愈医案

刘某，女，30岁。

初诊：2022年10月10日。面部痤疮三年余，唇口周围为甚。皮损大多呈结节型，坚硬。少部分为脓疱型，红肿触痛，久则化脓，有白头。久治不效。舌淡，舌体胖大，有齿痕，脉沉细。

予阳和汤加味：

鹿角胶10克　白芥子10克　熟地30克　麻黄6克
炮姜6克　肉桂6克　甘草10克　连翘15克
蒲公英30克　丹参15克　川牛膝15克　当归12克
浙贝母10克

五剂。

二诊：2022年10月15日。结节变软，变小。皮肤有散在新发丘疹，色红触痛，舌脉同前。上方加玄参30克、金银花30克、牡蛎30克，五剂。

三诊：2022年10月20日。结节、脓疱全部消失。唇周散在少量新发丘疹，色微红，不痛，舌淡，苔白，脉沉细。上方继服五剂，愈。

讨论：痤疮为常见病，也是难治病，常规以清热解毒为主要治法。本例曾长期用清热解毒中药治疗，无效。皮损以结节型为主，伴发少量丘疹及脓疱，溃破后多转为结节型，坚硬根深，长期不愈。舌淡，舌体胖大，有齿痕，脉沉细。分析其病机，为久用苦寒，遏伤阳气，阳虚痰凝，夹瘀夹热。古人云：痼坚之处，必有伏热。故以阳和汤温阳散寒，化痰散结为主，加连翘、蒲公英清热解毒，丹参、川牛膝、当归活血化瘀，浙贝母清热散结。二诊结节变小，但新发皮疹红肿疼痛，重加金银花、玄参清热解毒。温阳散寒治其本，清热解毒、活血化瘀、化痰软坚治其标。寒热并用，标本同治，缓缓收功。

七十、四神煎

1.左膝关节疼痛、肿胀医案

高某，女，18岁。

初诊：2017年11月10日。患者三年前运动时不慎摔倒，致左膝关节损伤，就诊于省某三甲医院，诊为挫伤性滑膜炎。间断在该院门诊治疗三年，关节疼痛不能彻底缓解。就诊时见：左膝关节疼痛，肿胀，活动受限。彩超示：关节少量积液。舌淡，苔白，脉细。

> 予四神煎加味：
>
> 　金银花30克　黄芪30克　石斛30克　远志15克
> 　川牛膝15克　丹参30克　当归15克
> 　制乳没（制乳香、制没药）各10克
> 　萆薢15克　防己15克　木瓜15克　生薏苡仁30克

五剂。

二诊：后以此方出入三十余剂，关节疼痛、肿胀消失。彩超探查无异常。关节活动恢复正常。

讨论：近代名医王文鼎与岳美中，均对《验方新编》中的四神煎治疗鹤膝风极为推崇。王氏云："鹤膝风，膝关节红肿疼痛，步履维艰，投以四神煎恒效。"岳氏亦云："历年来，余与同人用此方治此病，每随治随效，难以枚举。"根据原文，四神煎治疗鹤膝风的剂量为：生黄芪240克，川牛膝120克，石斛120克，远志120克，金银花30克。我常用此方治疗各种原因引起的滑膜炎。本例为创伤性滑膜炎，故合用了活络效灵丹，增强了原方活血化瘀的作用。

七十一、乙字汤

1. 痔疮疼痛伴出血医案

赵某，女，36 岁。

初诊：2020 年 4 月 3 日。大便出血一月余，大便不爽，排出困难，便时疼痛，出血，有时便后有喷射状出血，舌红，苔腻，脉数。

予乙字汤加味：

柴胡 15 克　黄芩 10 克　甘草 10 克　当归 10 克

升麻 10 克　大黄 10 克　槐花 30 克　地榆 30 克

枳壳 15 克　防风 10 克　芥穗炭 10 克　连翘 15 克

赤小豆 30 克　蒲公英 30 克

五剂。

二诊：2020 年 4 月 9 日。服上药，疼痛及出血均止。停药观察。

讨论："乙字汤"出处不详，据传为日本汉方医所制，为治疗痔疮之方。因结肠形似乙字而得名。我上学时，内科吴伟老师极力推荐此方。该方有泻火通便、清热止血的功效，用于痔疮出血，疗效非常好。出血多者，可合用槐花散，清肠止血。本方除治疗痔疮出血外，合赤小豆当归散，还可用于肛周脓肿的治疗。

七十二、瓜蒌牛蒡汤

1. 乳房疼痛医案（急性乳腺炎）

车某，女，35岁。

初诊：2022年10月10日。产后两月。近几日因哺乳较少而致积乳，左乳房疼痛，肿胀，可触及硬结，舌红，苔薄白，脉弦数。

予瓜蒌牛蒡汤加味：

瓜蒌30克　牛蒡子10克　青皮10克　陈皮10克
天花粉15克　黄芩10克　连翘15克　栀子10克
皂角刺15克　金银花30克　甘草10克　柴胡15克
蒲公英30克

五剂。另以热毛巾外敷。

二诊：2022年10月15日。乳房肿胀疼痛消失，乳房软，触诊已无硬结，停药观察。

讨论：瓜蒌牛蒡汤出自《医宗金鉴》，有清热解毒，疏肝理气，消痈散结之功，为急性乳腺炎常用方。急性乳腺炎初起，肿胀，疼痛，局部有硬结，以本方为主，热重加蒲公英解毒散结，配合热敷及局部按摩，有肯定疗效。

七十三、仙方活命饮

1. 面部痤疮两年医案

寇某，男，25岁。

初诊：2022年4月10日。患者面部痤疮病史两年余，近一月来加重。就诊时见：面部多发皮损，皮肤潮红，皮损多为脓疱型，化脓破溃，渗出较多，部分呈结节型。用抗生素治疗无效。舌红，苔白腻，脉滑数。

予仙方活命饮加味：

金银花30克　防风10克　白芷10克　当归15克

陈皮10克　甘草10克　赤芍15克　浙贝母10克

天花粉15克　皂角刺15克

制乳没（制乳香、制没药）各10克　连翘15克

蒲公英30克　赤小豆30克　土茯苓30克

7剂。

二诊：2022年4月27日。上药服完，肤色恢复正常，绝大部分脓疱消失，不再渗出，仍有数个小脓疱，其余皮损多为小结节，舌红，苔白略腻，脉滑。上方去赤小豆、土茯苓，7剂。

后电话随访：面部遗有数个小结节，余皮损消失。嘱少吃油腻，辛辣，停药观察。

　　讨论：该例皮损主要为脓疱型，渗出较多，皮肤潮红，舌红，苔腻，脉滑数，为热毒壅盛，兼夹湿邪。故选仙方活命饮加连翘、蒲公英，清热解毒，散结排脓。渗出较多，加土茯苓、赤小豆清热祛湿。二诊仍有少量脓疱，已无渗出，湿去热未清。故去土茯苓、赤小豆，续以清热散结，消肿排脓为治。

七十四、麻黄连翘赤小豆汤

1. 全身皮肤瘙痒半年医案（过敏性皮炎）

弓某，女，18 岁。

初诊：2018 年 3 月 24 日。患者患过敏性皮炎半年，多方求治不效。就诊时见全身皮肤瘙痒，皮疹呈水疱型，色红，糜烂，渗出，上半身多，舌红，苔白腻，脉浮略数。表寒里热夹湿。

予麻黄连翘赤小豆汤加味：

麻黄 10 克　连翘 15 克　赤小豆 15 克　杏仁 10 克

桑白皮 10 克　生甘草 10 克　生薏苡仁 30 克　荆芥 10 克

防风 10 克　蝉蜕 10 克　苦参 10 克　土茯苓 15 克

生姜 15 克　大枣 4 枚

五剂。

二诊：皮疹消失，略痒，前方继服，巩固疗效。

讨论：

《伤寒论》262 条：伤寒瘀热在里，身必黄，麻黄连轺赤小豆汤主之。

本方祛风散寒，清热祛湿，除治黄疸外，对荨麻疹、痤疮、湿疹、过敏性皮炎，属表寒里热夹湿者均有效。

七十五、祛风换肌丸

1. 头皮瘙痒、脱屑、脱发医案（脂溢性脱发）

张某，男，17岁。

初诊：2018年11月4日。脱发一年余。洗澡时掉头发较多，面部皮肤光亮、油腻，头皮瘙痒，脱屑，伴面部痤疮，呈结节型，坚硬根深，舌红，苔白厚腻，脉数。

清热利湿，兼养血祛风。

> 予祛风换肌丸加味：
>
> 火麻仁15克　石菖蒲15克　天花粉15克　威灵仙15克
>
> 当归15克　白芍15克　何首乌15克　苦参15克
>
> 苍术10克　怀牛膝15克　甘草10克　茯苓15克
>
> 茵陈30克　荷叶30克　生薏苡仁30克

五剂。

二诊：2018年12月2日，头皮瘙痒及脱屑均愈，掉发明显减少，舌红，苔白稍腻，脉略数，上方加连翘15克、蒲公英30克、浙贝母10克，清热散结，巩固疗效，兼治痤疮。

讨论：脂溢性脱发为常见病，治疗有一定难度。病机上以湿热多见。祛风换肌丸出自《医宗金鉴》，清热利湿，养血祛风，为治脂溢性脱发属湿热型的有效方剂，可供试用。

七十六、当归饮子

1. 双下肢皮肤瘙痒三年余医案

张某，男，71岁。

初诊：2018年4月14日。双下肢皮肤瘙痒三年余。就诊时见双下肢满布抓痕，瘙痒，脱屑，夜间尤甚，影响睡眠，常感乏力，舌红，苔少，脉细数。

血虚风燥，予当归饮子：

生地30克　当归15克　川芎10克　白芍15克
黄芪15克　首乌15克　甘草10克　白蒺藜15克
荆芥10克　防风10克　人参10克　苦参10克
蝉蜕10克

五剂。

二诊：2018年4月19日，瘙痒减轻，精神好转，已能安睡，效不更方，上方继服，五剂。

三诊：2018年5月28日，因他病就诊，云前病已愈。

讨论：当归饮子出自《重订严氏济生方》，方由四物汤合荆芥、防风、黄芪、白蒺藜、何首乌组成。适合于"心血凝滞，内蕴风热，皮肤疮疥，或肿或痒，或脓水浸淫，或发赤疹瘰瘤"。查其组成，四物、首乌滋阴养血，荆芥、防风、白蒺藜祛风止痒，宜于血虚风燥者。故凡各类皮肤疾患日久，伤及阴血，或肿或痒，均可考虑本方。老年性的皮肤瘙痒，多为血虚风燥，当归饮子为常用有效之方。

2. 酒糟鼻医案（玫瑰痤疮）

刘某，女，58 岁。

初诊：2022 年 2 月 28 日。玫瑰痤疮病史 20 余年，时轻时重。平素多以西医治疗为主，可减轻，但无法治愈。近两月来加重，两颊及鼻部潮红，皮损呈斑片状，瘙痒，日照后加重，舌淡苔白，脉弦细。

予当归饮子合犀角地黄汤加减：

生地 30 克　当归 10 克　川芎 6 克　赤芍 15 克

荆芥 6 克　防风 6 克　首乌 15 克　甘草 10 克

白蒺藜 15 克　水牛角丝 30 克　牡丹皮 15 克　紫草 30 克

玄参 15 克　白茅根 30 克

五剂。

二诊：2022 年 3 月 6 日。皮损变淡，瘙痒减轻，舌脉同前，上方继服五剂。

三诊：2022 年 3 月 13 日。皮肤瘙痒消失，皮损已无，因他病就诊。愈。

讨论：玫瑰痤疮俗称酒糟鼻，男性多发。皮损为潮红斑片，多发于鼻部及两颊，治愈不易。在近年来的实践中，根据本病表现的局部潮红，部分患者有瘙痒的特征，我摸索出该病的主要病机包括血虚风燥和血热入络、络热血溢两个方面，以养血祛风，清热凉血为主治疗，取得了较好疗效。本例用当归饮子养血祛风，合犀角地黄汤加玄参、白茅根、紫草清热凉血，皮损迅速消失，近期疗效较好，远期待观察。

七十七、桂枝茯苓丸

1. 面部痤疮三年余医案

冯某，女，31岁。

初诊：2017年11月4日，面部痤疮三年余。以唇周及下巴为甚，皮损为结节型，触之坚硬，疼痛，伴色素沉着，四肢多毛，舌黯，苔白略腻，脉沉涩。

以桂枝茯苓丸加味：

桂枝10克　茯苓10克　牡丹皮15克　赤芍10克

桃仁10克　大黄10克　甘草10克　浙贝母10克

玄参30克　蒲公英30克　栀子10克　夏枯草15克

共服三十余剂，痤疮消失，仅留少量色素沉着。

讨论：面部痤疮日久，表现为湿热瘀互结，清热祛湿，活血化瘀，软坚散结，缓慢收功。

2. 面部痤疮二年余医案

薛某，女，35岁。

初诊：2021年12月2日。面部痤疮两年余。服抗生素有短效，停药则又复加重。就诊时见：颜面部多发红色丘疹，部分呈结节型，面部油腻，遗留色素沉着，偶有瘙痒，二便正常，舌略红，苔白腻，脉滑。

予桂枝茯苓丸加味：

桂枝 10 克　茯苓 15 克　牡丹皮 15 克　赤芍 15 克

桃仁 10 克　川牛膝 15 克　茵陈 30 克　栀子 10 克

大黄 10 克　生薏仁 30 克　蒲公英 30 克　当归 15 克

浙贝母 10 克　苦参 10 克

五剂。

二诊：2021 年 12 月 13 日。皮损减轻，色变淡，舌略红，苔薄黄，脉滑。上方去川牛膝，加连翘 15 克，五剂。

反馈：2022 年 3 月 8 日患者带朋友来诊，面部痤疮全部消失，皮肤恢复正常，再三表示感谢。

讨论：痤疮为难治病。本例久治不愈，从症状表现来看，有湿、有热、有瘀，病机复杂。故用桂枝茯苓丸为主，祛湿清热。合用了茵陈蒿汤，再加生薏仁、蒲公英，增强原方清热祛湿之力。合用了当归贝母苦参丸，活血软坚，祛湿，针对的是结节和瘙痒。全方清热祛湿，活血化瘀，软坚散结。方证合拍，迅速治愈。

七十八、桂枝加芍药汤

1. 痛经九年医案

张某，女，22岁。

初诊：2018年9月7日。患者从13岁月经来潮起即痛经，每次持续4到5天。本次就诊时月经来潮一天，少腹剧痛，面色惨白，伴手足冷，汗出，月经色黯，有血块，舌淡苔白，脉沉细。

桂枝加芍药汤加味：

当归15克　桂枝10克　白芍20克　炙甘草6克
艾叶10克　香附10克　炮姜10克　大枣4枚

三剂。

反馈：当晚服一剂即痛止如常，第二天正常上班。

讨论：曹颖甫先生喜用小建中汤治疗虚寒性的痛经。本例仿此，用桂枝加芍药汤温中散寒，加艾叶、炮姜散寒止痛，香附、当归行气活血。

七十九、当归建中汤

1. 痛经两年医案

刘某，女，15 岁。

初诊：2018 年 10 月 30 日。痛经两年，每次月经来潮均伴腹痛，周期正常。本次因胃痛就诊，适月经来潮。就诊时见：上腹疼痛，饱胀，食欲差，月经来潮一天，脐周疼痛难忍，经色淡，无血块。舌淡苔白，脉沉弱。

中焦虚寒，当归建中汤加味：

当归 15 克　桂枝 10 克　白芍 20 克　炙甘草 6 克
饴糖 30 克　乌药 15 克　砂仁 10 克　香附 10 克
木香 10 克　艾叶 10 克　生姜 15 克　大枣 4 克

五剂。

二诊：2018 年 11 月 5 日。诸症均愈，唯食欲差，舌脉同前，当归建中汤加神曲，善后。

讨论：上腹疼痛，饱胀，舌淡苔白，脉沉弱，为中焦虚寒。痛经，伴经色淡，为血虚寒凝，故用小建中汤温中散寒，加当归养血活血止痛。

2. 痛经医案（子宫腺肌病）

蔡某，女，49 岁。

初诊：痛经 3 年。患者 3 年来经行腹痛，伴经期延长，出血量多。2015年7月在山西某三甲医院就诊，诊为"子宫腺肌病"。近1年来痛经进行性加重，中药治疗无效，每次均需注射杜冷丁才能缓解。由于出血量多，患者长期贫血。2016年7月10日，月经来潮，腹痛伴阴道大量出血，在当地肌注杜冷丁，腹痛无法缓解。7月13日住山西省某三甲医院，予清宫、肌注杜冷丁后，出血减少，但腹痛无缓解，建议行子宫切除术。患者拒绝手术，自动出院。2016年7月15日就诊时见：月经来潮第5天，小腹剧痛，牵连腰背，阴道仍有少量出血。证属气血不足，阳虚寒凝血滞。

予温阳祛寒，缓急止痛，当归建中汤加减：

当归20克　桂枝15克　白芍30克　炙甘草10g
饴糖60克　炮姜10克　川椒10克　大枣4枚

方中重用当归，活血止痛，以炮姜易生姜，仿大建中意加川椒，意在增加本方祛寒止痛之力。三剂。

二诊：2016年7月18日，患者自述服药第一天仍小腹剧痛，但疼痛时间由原来每天10小时减为3小时左右，第二天，仍有轻微腹痛，但可以忍受，服药第三天，痛止。现仍有少量阴道出血，倦怠乏力，四肢不温，舌淡苔白，脉细，腹痛已解。

予益气温阳化瘀，温经汤加减：

桂枝10克　吴茱萸10克　川芎10克　当归15克
白芍15克　牡丹皮10克　半夏10克　麦冬15克
人参15克　炙甘草10克　饴糖30克　炮姜炭10克

3 剂。

三诊：2017 年 7 月 22 日，阴道血止。畏寒肢冷，神疲乏力，舌淡苔白，脉沉细无力，缓则治其本。上方去炮姜炭，十剂。

四诊：2017 年 8 月 6 日，月经来潮，无腹痛，但月经量多，色暗有块，精神倦怠，少气懒言，食欲不振，舌淡，苔白腻，脉沉细无力。气血不足，夹瘀。

予益气养血，化瘀止血，胶艾四物汤加味：

熟地 30 克　当归 10 克　川芎 6 克　白芍 15 克

阿胶 10 克　艾叶 10 克　炮姜炭 10 克　炙甘草 10 克

人参 15 克

五剂。

胶艾汤出自《金匮要略·妇人妊娠病脉证并治》第四条："师曰：妇人有漏下者，有半产后因续下血都不绝者，有妊娠下血者，假令妊娠腹中痛，为胞阻，胶艾汤主之。"胡希恕先生认为本方为一强壮性的祛瘀止血方，若气虚与四君子汤合用，止血如神。该患者以前曾多次使用固冲汤不效，这次根据胡老经验选用胶艾汤加人参、炮姜炭，意在益气养血止血。七日后经净。2016年 9 月回访，患者月经再次来潮，无痛经，月经量正常。多年痼疾得以治愈，患者非常感激。

讨论：子宫腺肌病是子宫内膜向肌层良性浸润并在其中弥漫性生长所致。其主要症状是继发性、渐进性加剧的痛经。月经不调，经量增多，经期延长。由于出血量多，部分患者可出现危及生命的贫血。本例患者血色素最低 4 克 /100 毫升。曾经住院输血治疗。由于难以忍受的痛经及危及生命的贫血，部分患者不得不接受手术治疗。

该患者为我的门诊患者，对我非常信任，三年来因为痛经多次就诊。我自认为症状典型，辨证明确，但之前用温经汤、少腹逐瘀汤、失笑散、固冲汤等，基本无效。最终用当归建中汤取效，值得深思。

为什么用当归建中汤？

在《伤寒论》《金匮要略》中涉及小建中汤、当归建中汤的论述有以下几条：

《伤寒论》第100条：伤寒，阳脉涩，阴脉弦，法当腹中急痛，先与小建中汤，不差者，小柴胡汤主之。

《伤寒论》第102条：伤寒，二三日，心中悸而烦者，小建中汤主之。

《金匮要略·血痹虚劳病》第12条：虚劳里急，悸，衄，腹中痛，梦失精，四肢酸痛，手足烦热，咽干口燥，小建中汤主之。

《金匮要略·妇人杂病》第18条：妇人腹中痛，小建中汤主之。

《金匮要略·妇人产后病》附方（二）《千金》内补当归建中汤：治妇人产后虚羸不足，腹中刺痛不止，吸吸少气，或苦少腹中急，挛痛引腰背，不能食饮。产后一月，日得四五剂为善，令人强壮，宜。

以上诸条，除《伤寒论》第102条外，均指出小建中汤的主证为"腹中痛"，说明虚寒性的腹痛为小建中汤最重要的适应证。

曹颖甫《经方实验录》关于小建中汤、当归建中汤、黄芪建中汤医案共有四条。其中三条用于妇科病的痛经。

第五九案：顾右　产后，月事第四十日一行，饭后则心下胀痛，日来行经，腹及少腹俱痛，痛必大下，下后忽然中止，或至明日午后再痛，痛则经水又来，又中止，至明日却又来又去，两脉俱弦。此为肝胆乘脾脏之虚，宜小建中加柴、芩。一剂痛止，经停，病家因连服二剂，全愈。门人姜佐景在按语中写道：余初疑本证当温经汤加楂、曲之属，而吴兄凝轩则力赞本方之得。

第六十案：宗嫂　月事将行，必先腹痛，脉左三部虚，此血亏也，宜当归建中汤。

综上所述，从《伤寒论》《金匮要略》相关论述中，我们可以看到，腹痛是小建中汤最重要的主证。从曹颖甫医案来看，小建中汤、当归建中汤用于虚寒性的痛经，疗效肯定。

为什么之前用温经汤无效？

温经汤出自《金匮要略·妇人杂病》第九条："妇人年五十，所病下利（或曰下血）数十日不止，暮即发热，少腹里急，腹满（或曰腹痛），手掌烦热，唇干口燥……当以温经汤温之。"方后云，"亦主妇人少腹寒，久不受胎，兼取崩中去血，或月水来过多，及至期不来"。本方被视为主治妇科多种疾病的经典方剂。患者腹痛，出血量多，色暗，有血块，畏寒肢冷，辨证要点一是虚，二是寒，三是瘀。该方温阳祛寒，益气养血，祛瘀止痛，与本病病机甚为合拍，但在之前的治疗中，屡用无效。为什么？我认为本病以腹痛为主证，而温经汤与当归建中汤相比，缓急止痛力量明显不足，虽病机合拍，但针对性不强，时机选择不当，故而无效。二诊、三诊在腹痛缓解以后，仍用温经汤，四诊时腹痛未现，说明这时选用此方是合适的，有效的。

　　腺肌症是妇科常见病，也是难治病。其进行性加重的痛经和出血，迫使很多人不得不接受手术治疗。近年来，我用当归建中汤为主，治疗本病，屡获良效。

八十、清心平肝汤

1.动辄汗出医案

刘某，女，64岁。

初诊：2018年8月6日。自汗两月余，动辄汗出，偶有烘热，眠差，舌淡苔白，脉沉而细。

> 桂枝加附子汤：
>
> 桂枝10克　白芍10克　炙甘草6克　生姜15克
>
> 大枣4枚　制附子6克　煅龙骨30克　煅牡蛎30克
>
> 黄芪30克　浮小麦30克　五味子10克　山茱萸15克
>
> 乌梅6克

五剂。

二诊：2018年8月12日。服上药，睡眠略有好转，但汗出不减，近两日感冒，咽干而疼，舌略红，苔白稍腻，脉细。

> 前方不效，舍脉从证，清心平肝：
>
> 黄连6克　麦冬15克　白芍15克　白薇10克
>
> 丹参15克　酸枣仁15克　煅龙骨30克　煅牡蛎30克
>
> 半夏10克　茯苓15克　甘草10克　浮小麦30克
>
> 大枣6枚　连翘15克　蒲公英30克　玄参15克

五剂。

三诊：诸症均愈。

讨论：清心平肝汤为上海中医药大学龙华医院王大增教授经验方，适用于更年期综合征，辨证属心肝火旺者。本例舌淡苔白，脉沉而细，热象不显，一诊用桂枝加附子汤，不效。二诊舍脉从证，根据经验用了清心平肝汤，迅速获效，这提示我们在辨证治疗不效时，结合辨病及过往治疗经验，可提高疗效。

八十一、归芍六君子汤

1. 痛经医案

张某，女，41岁。

初诊：2018年7月29日。上腹不适一月余，伴恶心，眠差，经来腹痛，色黯，有块，舌淡，苔白腻，脉沉细。

> 归芍六君子汤加味：
>
> 人参10克　白术10克　茯苓10克　陈皮10克
>
> 半夏10克　当归15克　白芍15克　远志15克
>
> 石菖蒲15克　生龙骨30克　生牡蛎30克　生姜15克
>
> 大枣4枚　炙甘草6克

五剂。

二诊：2018年8月6日，服上药诸症均减，服药期间，月经来潮，经行顺畅，无痛经。舌淡，苔变薄，脉沉细，上方继服五剂，巩固疗效。

讨论：归芍六君子汤出自《笔花医镜》卷二。《成方便读》谓此方主：妇人经水不调，色淡而晦，由脾虚湿盛所致。症见身体虚弱，胸闷脘胀，食量减少，胁痛，少寐等。本例脾胃气虚，痰湿夹瘀，故用归芍六君子汤为主，加远志、石菖蒲、生龙牡（生龙骨、生牡蛎），健脾祛湿，化痰和血，镇惊安神。

八十二、当归芍药散合薏苡附子败酱散

1. 慢性盆腔炎医案

刘某，女，36岁。

初诊：2018年6月7日。患者慢性盆腔炎病史三年，行反复抗生素治疗，可缓解，但不能治愈。就诊时见：小腹疼痛，腰困，下坠，乏力，带多色黄，经来腹痛加重，月经色黑，有血块。舌黯，苔白，脉沉细无力。彩超示：盆腔积液。

> 当归芍药散合桂枝茯苓丸、薏苡附子败酱散加味：
> 当归15克　赤芍15克　川芎10克　白术15克
> 泽泻10克　茯苓10克　桂枝10克　牡丹皮15克
> 桃仁10克　生薏苡仁30克　制附子6克　败酱草30克
> 人参10克　黄芪30克

五剂。

二诊：2018年6月13日，腹痛及腰困明显减轻。近日感冒，咽痛，上方去制附子，加金银花30克，连翘15克，薄荷10克，五剂。

三诊：2018年6月18日，诸症悉除。彩超示盆腔积液消失。继服6月7日方，五剂，巩固疗效。

讨论：慢性盆腔炎，病程久，治疗不易，病机复杂，常表现为虚、热、湿、瘀的特点，治疗上要补虚、清热、祛湿、化瘀，体虚者，甚至要益气温阳并行。常需上述三方合用，缓慢取效。

2. 慢性盆腔炎医案

李某，女，35岁。

初诊：2022 年 1 月 10 日。患者于 2021 年 11 月初发现间断性的下腹疼痛。2021 年 11 月 18 日彩超：直肠窝可见 16.2mm 积液，诊为盆腔炎。后辗转多地治疗，效不好。就诊时见：下腹痛，伴腰困，下腹坠胀不适，带多，色黄，有味，困倦乏力，舌淡，苔白略腻，脉沉细。

予薏苡附子败酱散合当归芍药散加味：

生薏仁 30 克　制附子 6 克　败酱草 30 克　当归 15 克

赤芍 15 克　川芎 10 克　白术 10 克　泽泻 10 克

茯苓 15 克　怀牛膝 15 克　车前子 15 克　人参 10 克

黄芪 15 克

五剂。

反馈：此后以上方加减出入，共服 15 剂，症状消失。2022 年 2 月 21 日复查，彩超示盆腔积液消失，愈。

讨论：慢性盆腔炎为妇科常见病，也是难治病，常迁延不愈。正气不足，湿热内侵，客于下焦，与气血相搏，而成湿瘀互结之证。故本病病机有虚、湿、热、瘀。薏苡附子败酱散出自《金匮要略》，原治肠痈脓已成，有清热祛湿，逐瘀排脓之功，合当归芍药散活血利水，复加人参、黄芪益气扶正。全方扶正祛邪，清热祛湿，活血利水，为慢性盆腔炎适证之方，屡用屡效。

八十三、生化汤

1. 宫腔残留阴道出血医案

蔡某，女，35岁。

初诊：2018年3月16日初诊。怀孕七周，服米非司酮后阴道出血不止，下腹疼痛，伴咽痛，咳嗽，舌红，苔薄黄，脉浮数。彩超示：宫腔残留。

> 生化汤加味：
>
> 当归24克　川芎10克　桃仁10克　炮姜6克
>
> 人参10克　益母草30克　桔梗10克　浙贝母10克
>
> 连翘15克　薄荷10克　甘草6克

3剂。

二诊：2018年3月20日，咽痛，咳嗽止，仍有少量出血。上方加减：

> 当归30克　川芎10克　桃仁10克　炮姜6克
>
> 甘草6克　人参10克　益母草30克　三棱10克
>
> 莪术10克　路路通10克

三剂。

三诊：2018年4月3日，阴道出血止，彩超：正常，愈。

　　讨论：服米非司酮流产后，有部分人会出现宫腔残留而致阴道出血不止。西医常用的办法是刮宫，患者痛苦，风险也大。中医治疗有独特的优势。历年来，我用生化汤为主治疗此病多例，效果良好。但要注意，该方要重用当归。气虚加人参；瘀滞重，加益母草，或三棱、莪术，屡用屡效。

八十四、宣郁通经汤

1. 痛经伴痤疮医案

冯某，女，12岁。

初诊：2019年10月27日。月经来潮半年，经来腹痛，经行不畅，色黯，有血块，烦躁，面部痤疮，舌红苔少，脉弦。

予宣郁通经汤：

　白芍15克　当归15克　牡丹皮10克　栀子10克
　白芥子10克　柴胡15克　香附10克　郁金10克
　黄芩10克　甘草10克　蒲公英30克

五剂。

二诊：2019年11月3日，服药期间，月经来潮，月经顺畅，无腹痛，血块不多，求治痤疮。嘱下次月经来潮前2至3天复诊。

讨论：该方出自《傅青主女科》。原书云："妇人有经前腹疼数日，而后经水行者，其经来多是紫黑块，人以为寒极而然也，谁知是热极火不化乎！此方补肝之血，而解肝之郁，利肝之气，而降肝之火。"此方常用于肝郁化热、气滞血瘀的痛经，有卓效。

八十五、桃核承气汤

1. 腹痛伴阴道出血医案（宫外孕）

刘某，女，32 岁，本院职工。

初诊：停经约六周多，腹痛，阴道少量出血，大便干，舌红苔黄，脉滑而数。彩超示：宫外孕。

予桃核承气汤：

　　大黄 10 克　芒硝 10 克　桃仁 20 克　桂枝 15 克

　　炙甘草 6 克　当归 15 克

三剂。

反馈：上药服完，腹痛止，出血停，正常上班。

讨论：宫外孕为妇科常见急腹症，20 世纪 70 年代中医界曾对此做过广泛研究，积累了一些经验。近年来，由于规避医疗风险，中医已很少治疗此类疾病。该病例患者为妇产科医生，自知风险，愿意接受中医治疗。经中医治疗，效果满意。

八十六、当归四逆汤

1. 痛经伴手足冷医案

卫某，女，35 岁。

初诊：2020 年 3 月 5 日。痛经半年。半年来，每逢月经来潮则腹痛，伴手足冷，烦躁，乳房胀痛，经色暗，有血块，舌淡苔白，脉沉细。

予当归四逆汤加味：

当归 15 克   赤芍 15 克   桂枝 15 克   细辛 6 克

炙甘草 6 克   大枣 4 枚   木通 6 克   柴胡 15 克

香附 10 克   郁金 15 克   艾叶 10 克   木香 10 克

炮姜 10 克   益母草 30 克

三剂，于经前三日服。

反馈：服后月经如期而至，经行顺畅，腹痛止。

讨论：当归四逆汤出自《伤寒论》第 351 条：手足厥寒，脉细欲绝者，当归四逆汤主之。此方具养血通脉、温经散寒之功。患者痛经，伴手足冷，经色暗，有血块，舌淡苔白，脉沉细，为血虚寒凝。烦躁，乳房胀痛，为兼有肝郁。故用当归四逆汤温阳散寒养血，加柴胡、香附、郁金疏肝理气，艾叶、炮姜散寒止痛，木香、益母草行气活血。本方不仅能治疗虚寒性的痛经，治疗冻疮效果也很肯定。我还将此方用于血栓闭塞性脉管炎属阳虚寒凝者，也有良好效果。

八十七、玉女煎

1. 牙龈出血一周医案

毛某，女，56岁。

初诊：2019年4月19日。牙龈出血一周，尤以晚上出血更多。查凝血功能正常。口腔科予刮治后，出血更多。舌淡苔白，脉沉细。

予玉女煎加味：

生地30克　石膏30克　知母15克　川牛膝15克
麦冬15克　水牛角丝30克　牡丹皮15克　赤芍15克
白茅根30克　藕节30克　芥穗炭10克　侧柏叶30克
艾叶10克

五剂。

反馈：服一剂，当晚出血止。

讨论：口腔刮治后出血很常见，一般会自行停止，不需治疗。本例出血较多，虽舌脉并无热象，但还是按照常规，给予清热凉血而获效。玉女煎滋阴清热，为慢性口腔疾病，如慢性牙周炎、口腔溃疡等的常用方。本例主要症状为出血，故用玉女煎清热养阴的同时，合用了犀角地黄汤，意在凉血止血。

八十八、苍耳子散

1. 鼻塞、衄血医案

康某，男，15岁。

初诊：2018年10月19日。一月前感冒，愈后即鼻塞不通，流浊涕，反复衄血，用抗生素治疗无效。舌红，苔薄腻，脉略数。

> 苍耳子散加味：
>
> 辛夷10克　苍耳子10克　白芷10克　薄荷10克
>
> 桑白皮10克　黄芩10克　金银花30克　连翘15克
>
> 鹅不食草6克　白茅根30克　藕节30克　陈皮10克
>
> 神曲10克

五剂。

二诊：2018年10月24日，诸症皆愈，舌红，苔薄腻，上方去白茅根、藕节、陈皮、神曲，加芦根15克、茵陈15克、滑石18克，五剂，巩固疗效。

讨论：慢性单纯性鼻炎为常见病，治不得法，常常迁延不愈。就临床所见，属热者十居其七，常用苍耳子散加桑白皮、黄芩、金银花、连翘，清热解毒；鼻塞加路路通、皂角刺以通窍；鼻衄加白茅根、藕节，清热凉血。多能在半月内治愈。

八十九、六君子汤

1. 抽动症医案

李某，男，5岁，2017年11月28日初诊。

初诊：抽动症病史一年，多方求治，无效。就诊时见：眼、嘴不自主抽动，偶耸肩，体瘦，食欲差，舌淡苔白，脉细。

> 六君子汤加味：
>
> 党参10克　白术6克　茯苓6克　陈皮6克
>
> 半夏6克　白芍15克　钩藤10克　全蝎3克（冲服）
>
> 生龙牡（生龙骨、生牡蛎）各15克　炙甘草5克
>
> 炒扁豆10克　神曲6克　生姜10克　大枣2枚

前后就诊八次，服药四十剂，痊愈。

讨论：抽动症为儿科难治病，病程长，不易治愈。患儿常为体质较差儿童，平时食欲不振，易外感。脾主运化，脾虚则水湿不化而生痰，脾虚肝亢，夹痰生风，而成本病。

综合脉证，脾虚肝亢，夹痰生风。治以抑肝扶脾，化痰息风。方选六君子汤加味。用六君子汤健脾化痰，加白芍、钩藤、全蝎、生龙牡柔肝息风止痉。坚持治疗，终获痊愈！

九十、江氏平肝方

1. 抽动症医案

陈某，男，3岁。

初诊：2018年3月6日。三月来双眼及周围肌肉不自主抽动，伴咽部发声，烦躁，多动，便秘，大便2~3日一次，舌红，苔黄腻，脉数。

> 江氏平肝方加味：
>
> 珍珠母15克　石决明15克　天麻9克　钩藤9克
>
> 白芍15克　僵蚕6克　地龙9克　胆南星6克
>
> 全蝎3克（冲服）　甘草5克　大黄3克　僵蚕6克
>
> 射干9克　柴胡10克　黄芩6克

反馈：上方共服十五剂。2018年3月24日四诊，症状全部消失，愈！

讨论：本方出自江育仁先生治疗抽动症的医案中。我加了黄连，命名为江氏平肝方。其组成为：

> 珍珠母30克　石决明30克　天麻15克　钩藤10克
>
> 白芍30克　僵蚕10克　地龙15克　胆南星10克
>
> 全蝎5克　甘草10克　大黄6克　黄连6克

　　方中用珍珠母、石决明、天麻、钩藤、僵蚕、全蝎平肝息风；地龙、胆南星化痰热；重用芍药甘草汤缓急止痉；大黄泻热；黄连清心火，为实则泻其子之义。

　　讨论：本例双眼及周围肌肉不自主抽动，伴咽部发声，烦躁，多动，便秘，大便2～3日一次，舌红，苔黄腻，脉数。证属心肝火旺，痰热生风，治宜清心化痰，平肝息风。故选用了江氏平肝方。喉部症状突出，加射干祛痰利咽；烦躁重，加柴胡，以黄芩易黄连，清泻肝火。此为实证，故能迅速治愈。